Ramiro Délio Borges de Meneses

A MÃO:

entre a fenomenologia e a teologia, passando pela medicina

IF PRESS

Esta obra está escrita ao abrigo do Novo Acordo Ortográfico

IF Press srl - Roma, Italy
info@if-press.com - www.if-press.com

ISBN 978-88-6788-156-7

Este livro é dedicado aos meus pais,
irmãos, cunhados e sobrinhos.

AGRADECIMENTOS

Ao amigo de sempre, pela revisão semântica e metodológica do texto, Doutor António Carneiro Torres Lima, um dedicado agradecimento.

Na pessoa do técnico Rui Filipe Sousa Rocha, do Departamento de Informática do grupo CESPU-Gandra, pela ajuda na formatação deste livro, um dedicado agradecimento a todos os trabalhadores informáticos.

Um agradecimento, muito especial, aos diretores das seguintes bibliotecas: Biblioteca da Faculdade de Teologia, da U.C.P., Centro Regional de Lisboa e Centro Regional do Porto; Biblioteca da Faculdade de Filosofia, Centro Regional de Braga da U.C.P., pelas facilidades de consulta, que me foram concedidas, a fim de poder escrever este texto sobre a "mão" com a mão.

Finalmente, uma palavra para todos os amigos que, ao longo da vida, me ajudaram a "laborar com a mão" e a pô-la em prática, de forma explícita: ao Fr. Luís Manuel Novais Leitão, OFM, cap., aos Professores Doutores Carlos Manuel Magalhães Afonso (Farmacêutico) e António Tomé da Costa Pereira (Médico).

A todos, Bem hajam!

INDICE

SIGLAS E ABREVIATURAS

Cf. - conferir;
Colab. - colaborador;
et al. - *et alii* (e os outros);
s/d - sem data;
v. - versículo;
vv. - versículos.

Referências Veterotestamentárias:
Gn. - Génesis;
Dt. - Deuteronómio;
Lv. - Levítico;
Nm. - Números;
Ex. - Êxodo;
Ez. - Profeta Ezequiel;
Is. - Profeta Isaías;
Os. - Profeta Oseias;
Pr. - Provérbios;
Sir. - Bensirá.

Referências Neotestamentárias:
Mc. - Evangelho segundo S. Marcos;
Mt. - Evangelho segundo S. Mateus;
Lc. - Evangelho segundo S. Lucas;
Jn. - Evangelho segundo S. João;
1 Cor. - Primeira Carta aos Coríntios.

Introdução

Para bem começar esta obra sobre a "mão", nada como adaptar, de forma original, uns versículos de *Bensirá* (3,1-8), livro da literatura sapiencial do Antigo Testamento, sobre o tempo, no seu correspondente à "mão", pela forma seguinte: Por isso, para tudo há um momento e uma mão para cada coisa, que se deseja debaixo do firmamento. Uma mão para nascer e uma "mão" para morrer; uma mão para plantar e uma mão para arrancar, aquilo que se plantou; uma mão para adoecer e uma mão para curar; uma mão para destruir e uma mão para edificar; uma mão para chorar e uma mão para ajudar a sorrir. Há uma mão para se lamentar e uma mão para um pé de dança; uma mão para atirar pedras e uma mão para as juntar. Há uma mão para procurar e uma mão para perder; uma mão para guardar e uma mão para atirar fora. Há uma mão para ajudar a falar e uma mão para calar. Uma mão para amar e uma mão para odiar. Mão para a guerra e Mão para a paz. Uma mão para toda a nossa vida. Não vivemos sem as mãos, em virtude da fenomenologia da instrumentalidade. A primeira definição e "verdadeira definição" (*etimos*) de "mão" refere-se, do latim *manus, -us,* pela mão da gramática sincrónica, como substantivo da 4ª declinação, nominativo, singular, feminino, que, em português, por meio de tratamentos fonéticos normativos, originou o termo "mão", significando: "mão, parte do corpo humano, como símbolo da força, instrumento de luta, meio de trabalho, etc.".

Esta é uma palavra itálica, de tema em *-u,* que tem o seu correspondente no protoindoeuropeu no termo seguinte: *hástah,* aparecendo em todos os dialetos gregos clássicos com a designação de *cheir,-ros,* como substantivo da 3ª declinação. Segundo o ramo indogermânico, o termo "mão" diz-se *handus,* que originará, poe exemplo, o termo inglês "hand" ou, em alemão,"handlung".[1] É por aqui que começa o nosso estudo fenomenológico sobre a "mão", precisamente pelo sentido etimológico.

Pela mão de Cláudio Galeno escreveu-se: " ... com as mãos o homem tece um manto, entrelaça as malhas de uma rede ... e torna-se assim o senhor não só dos animais, que habitam sobre a terra, mas também dos que vivem nos mares ou voam nos ares. Tal é a arma que o homem encontra nas suas próprias mãos para as defender. Mas o homem, feito para a paz como para a guerra, com as mãos escreve as leis, levanta aos deuses altares e estátuas, constrói um navio, fabrica uma lira ou uma flauta, forja uma faca ou umas tenazes e produz os instrumentos de todas as artes, nos escritos deixa memória da parte teórica destas artes, de tal modo que, graças às obras escritas e ao uso das mãos, podemos ainda hoje conviver e aprender com Platão, Aristóteles, Hipócrates, e outros antigos".[2] Por esta passagem da obra *De partium usu* (Acerca do Uso das Partes), iniciamos os fundamentos e aplicações da "mão", no âmbito de uma fenomenologia instrumental.

Com este introito, iniciamos, pela nossa mão, uma reflexão filosófica, entre a fenomenologia e a ontologia da "mão", que nos conduzirá à exploração da descrição das aparências e ao fundamento causal e existencial, relativamente aos elementos constitutivos da mão. O nosso escopo, também ele em prosa, conduzir-nos-á, no âmbito do trabalho manual clínico, entre teorias e aplicações filosóficas, a uma descrição fenomenológica da instrumentalidade, em trabalho privilegiado na disponibilização de cuidados em saúde. Na vida clínica, bem visualizável, no concreto, está, pois, o sentido genuíno da mão, tal como se decifra, pela etimologia grega clássica, na palavra "cirurgia" e em todas as cirurgias.

---

[1] Cf. A.ERNOUT; A. MEILLET, *Dictionnaire Étymologique de la Langue Latine, Histoire des Mots*, Paris, Librairie C. Klincksieck, 1932, pp. 560-561.

[2] C.GALENO, *Del Uso de las partes (De partium usu)* Introducción, traducción y notas de Mercedes López Salvá, Madrid, Gredos, 2010, I, cap.5, pp. 92-93.

Os temas fundamentais deste livro, desde a fenomenologia â ontologia, passando pela Religião e pela Teologia, até à Medicina, são, em homenagem à mão do ser humano, uma explicação teleológica dos diversos sentidos, seja o fenomenológico, seja o ontológico, que estão implícitos na descrição sobre a mão, que terminarão com uma relação fenomenológica sobre "a mão e a religião". E, assim, terminamos com uma reflexão sobre as relações entre as mãos de Deus e as mãos de homem, pelos caminhos da Teologia Bíblica, que surgem como epilogo nas relações entre a mão e a ternura.

A mão decreta uma nova fenomenologia, que poderá denominar-se como "quirofenomenologia", ao descrever todas as aparências da "mão", tendo como seu epicentro os elementos provenientes da Ontologia, Religião e Ética. A mão orienta condutas como uma redenção e salvação da instrumentalidade do ser humano. A mão vivencia-se, também, continuamente em Enfermagem e em Medicina, na busca de uma *poiesis* clínica, constituindo-se numa nova e renovada forma de exercer todos os cuidados aos doentes. Assim, torna-se a "mão clínica" em causalidades, ora eficiente, ora instrumental, a bem da redenção do doente, ao momento de bem-estar, bem-ser, bem-agir e, ainda, de bem-fazer. Por tudo isto, que aqui se indica, neste introíto, em homenagem à mão, como órgão que não pode pertencer senão ao homem, e a mão do macaco, que dela parece aproximar-se, não é senão uma caricatura. Com efeito, a natureza pôs à disposição do homem este órgão essencial e é por isso que a mão tem, em todos os seus pormenores, uma estrutura tal, segundo a Anatomia Humana, que não seria melhor se estivesse construída de outra forma, tal como nos avisa Jean Brun.[3] Para Aristóteles e para Galeno, a superioridade da mão humana é infindavelmente uma superioridade outorgada, mas parece que, desde a Filosofia Grega Clássica, começando pelos pensadores pré-socráticos, diferentes autores terão querido ver, nesta superioridade, uma "superioridade adquirida", pelo uso e pelo abuso das mãos, sem qualquer ideia de finalidade.

---

[3] Cf. J.BRUN, *A Mão e o Espírito,* Traduç. portuguesa do francês por Mário Rui de Almeida Matos, Lisboa, Edições 70, 1991, pp. 24-25.

Desde sempre, de forma empírica, se entendeu a mão como um órgão teleológico, logo a começar pela descoberta e pelo fazer do fogo, considerada a mais importante invenção do *homem sapiens,* para se aquecer, para cozinhar, para atear fogo nas florestas, etc., a tal ponto de o Padre Jesuita, Theihard de Chardin, ter classificado esta descoberta, como a maior e mais significativa, de todos os tempos, abrindo as portas à química e à tecnologia, desde séculos recuados, até aos dias de hoje, que juntamente com a escrita, como a criação do alfabeto, determinaram novo grau taxonómico para a humanidade, na expressão latina, *homo sapiens sapiens,* tal como se narra, na sua magistral obra de antropologia filosófica, denominada *Le Phènomene humain.*

A mão revela, pois, essa situação ambígua do homem, que é a de ser superior a todos os seres vivos e inferior àquilo que gera a vida. A mão é, afinal, uma possessão única do homem, mas uma possessão que o desapodera de si mesmo. A mão cumpre rituais, realiza trabalhos, felicita alguém pelos cumprimentos, eleva-se ao céu, toca instrumentos, escreve e lê.

Logo, a mão será o órgão mais polissémico da linguagem e para as linguagens de toda a natureza humana, tal como se revela pela Anatomia e Fisiologia Humanas. Com este livro , pretendemos construir uma fenomenologia da instrumentalidade, que contemple variados sentidos e valores, como: ontologia, ética e axiologia, teologia e religião, na busca de uma nova e original fenomenologia para esclarecer os verdadeiros aspetos das aparências filosóficas das mãos humanas, até chegar à Anatomia e Fisiologia da Mão (5). A Enfermagem procura o cuidar efetivo, implementando o cuidado em seu cotidiano como maneira de se relacionar, pelo compromisso da mão, responsabilidade, zelo.

Cuidar envolve olhar e servir o Outro, estabelecer condições, a fim de que o Outro cresça, ficando disponível para vê-lo e ouvi-lo, com a finalidade de confortar, aliviar, proteger, com a "instrumentalidade das mãos". Deixou-se, ao longo do tempo, de valorizar apenas os aspetos técnicos do cuidado e voltaram-se para a compreensão dos doentes envolvidos no processo cuidar-cuidado, que necessitam do uso da “mão instrumental”, em toda a vida clínica. Esse movimento solidificou-se, expandindo-se internacionalmente. À medida que a Enfermagem e a Medicina buscaram compreender o ser na sua dimensão holística, abriu-se o cenário de possibilidades do cuidado do outro na sua integridade. Criou-se uma metodologia integral dos cuidados de saúde, onde, pela mão e pela razão, todos possuem uma postura personalista e personalizada, em torno dos cuidados a prestar. Ao lidar com questões existenciais dos seres de quem cuida, apropriou-se da fenomenologia como suporte para suas reflexões e sua prática, numa imersão na subjetividade e na objetividade, que permeia o cuidar.

Como descreve Cinta Dutra Struchiner,” é preciso resgatar a noção de que o mundo científico é secundário – ele é produzido a partir de impressões e vivências subjetivas dos próprios cientistas. O que é primeiro é o “mundo-da-vida” (Lebenswelt), o mundo espaço-temporal, que serve de palco, horizonte ou fundo para todas as nossas vivências, inclusive para a ciência, que é uma das vivências humanas. Portanto, é o mundo-da-vida que dá sentido à própria ciência.

Acontece que o mundo-da-vida está oculto pela contaminação dos resultados científicos. Ou seja, mesmo se desconhecemos os incontáveis resultados de experimentos científicos, há quase sempre uma préconceção básica, que media a nossa experiência das coisas: a ideia de que tudo é passível de explicação científica. E, mais do que isso, é quase como se as coisas só passassem a existir a partir do momento, que se submetem e são aprovadas pelo crivo da ciência. É como se houvesse sempre uma verdade última sobre as coisas, que não me é dada na minha experiência e que apenas a ciência pode me oferecer.

Assim, escondemo-nos atrás do discurso objetivo da ciência, e gradativamente desautorizamos as nossas experiências vividas, e nos dessensibilizamos para a dor e o sofrimento dos nossos semelhantes. O esquecimento do mundo da vida é um processo que, para usar a linguagem gestáltica, que se assemelha a uma fisiologia secundária (Perls, Hefferline e Goodman), porque lidamos com a realidade empobrecida do mundo científico e assim nos distanciamos do ser, evitamos o contato, a tal ponto que já nem nos lembramos mais disso. Assim como o neurótico desenvolve seus ajustamentos criativos como formas de evitação de contato, e já não se dá conta do que faz"[4].

Este será o caminho, para que levado por diante o evoluir e a descrição das aparências da mão nos cuidados de saúde, desde o seu objeto material até ao formal. A vida clínica da mão possui muitas formas fenomenológicas.

A mão professa professa uma linguagem gestáltica, que vai da Anatomia e Fisiologia, à prestação de todos os cuidados de saúde e a todo serviço laboral. Está presente na poesia, na prosa, nas ciências teóricas, práticas e poiéticas e a todas presta um digno e eficaz serviço. A mão é um serviço gestáltico. E será, pois, cada vez mais um serviço natural , e até mesmo sobrenatural, ao disponibilizar-se aos doentes, dando sempre um lugar à mão, como seu instrumento fundamental e vivo, para dar uma nova vida a muitos viventes. A mão é o "mundo da vida" da profissionalidade sanitária, trazendo consigo um "mundo gestáltico" de aplicações, vivências e tarefas a operar. A mão expressa-se num mundo de linguagens gestálticas, desde a mímica atè à oração.

[4] Cf. C.D. STRUCHNER, "Fenomenologia: de volta ao mundo da vida", In: *Revista da Abordagem Gestáltica*, v.13, nº2 (Goiânia, 2007), pp. 1-7.

A MÃO E A ANATOMIA:
relações morfológicas

Os Ossos da Mão divide-se em três partes: carpo, metacarpo e falanges. O carpo é constituído por oito pequenos ossos que se articulam uns com os outros e funcionam harmonicamente. Qualquer perturbação em algum desses ossos poderá romper esse equilíbrio, com grave repercussão sobre os movimentos da mão. Dois deles, o escafoide e o semilunar, têm escassa circulação sanguínea.

Por isso, no caso de fraturas dos Ossos da Mão, consolidam-se com grande dificuldade, o que impede a maior parte dos movimentos da mão. Durante o tratamento, a mão fica imobilizada por longo período, que às vezes chega a atingir doze meses. Toda contusão, portanto, deverá ser tratada por médicos especializados, a fim de evitar graves problemas futuros em relação aos delicados movimentos da mão.

O metacarpo é formado por cinco ossos iguais, de forma alongada, que se articulam de um lado com os ossos do carpo e do outro com as falanges. As falanges são três em cada dedo, com exceção do polegar, que só possui duas; ao se aproximarem do metacarpo, executam a função preênsil das mãos.

O carpo é formado de oito ossos, dispostos em duas fileiras. Os da fileira superior (estando os dedos voltados para baixo e a palma para a frente) são os seguintes, a contar de fora para dentro: escafoide, semilunar, piramidal e pisiforme. Os da segunda fileira, na mesma ordem, são: trapézio, trapezoide, grande osso e osso unciforme. O metacarpo, que constitui o esqueleto da palma da mão, é formado por cinco ossos metacarpianos.

Dedo, compostos por falanges, em número de cinco (polegar, indicador, médio, anular e auricular), articulam-se com os metacarpianos. Cada dedo apresenta três falanges: a primeira, ou falange; a segunda, ou falanginha, e a falangeta.

A mão é a parte final de cada extremidade superior (ou braço), principalmente nos mamíferos primatas e bípedes, mas também se usa esse termo e os nomes de muitos dos seus constituintes para designar os órgãos equivalentes em muitos vertebrados (as extremidades dos membros anteriores) e mesmo em alguns invertebrados, como nas pinças de alguns artrópodes, como os caranguejos.[1]

A mão divide-se geralmente em três regiões: carpo, metacarpo (os ossos da palma da mão) e falanges. O carpo é constituído por oito pequenos ossos que se articulam uns com os outros e funcionam harmonicamente. Qualquer perturbação em algum desses ossos poderá romper esse equilíbrio, com grave repercussão sobre os movimentos da mão. Dois deles, o escafoide e o semilunar, têm escassa circulação sanguínea.

O carpo é formado de oito ossos, dispostos em duas fileiras. Os da fileira superior (estando os dedos voltados para baixo e a palma para a frente) são os seguintes, a contar de fora para dentro: escafoide, semilunar, piramidal e pisiforme. Os da segunda fileira, na mesma ordem, são: trapézio, trapezoide, grande osso e osso unciforme. O metacarpo é formado por cinco ossos iguais, de forma alongada, que se articulam de um lado com os ossos do carpo e do outro com as falanges. As falanges são três em cada dedo, com exceção do polegar, que só possui duas; ao se aproximarem do metacarpo, executam a função preênsil das mãos. Os dedos (falanges), em número de cinco (polegar, indicador, médio, anular e auricular), articulam-se com os metacarpianos. Cada dedo apresenta três falanges: a primeira, ou falange; a segunda, ou falanginha, e a terceira, ou falangeta. O polegar tem apenas duas falanges.[2]

---

[1] Cf. H. ROUVIÈRE, *Anatomie Humaine – Descriptive et Topographique*, Tome III, Paris, Masson, 1970, pp.69-76.

[2] Cf. R.L. DRAKE; A. WAYNE VOGL; A.W. MITCHELL, *Anatomia Humana para estudantes*, Trad. do inglês, S.Paulo, Elsevier Editora, 2010, pp. 751-774.

A mão humana representa uma evolução significativa com relação aos outros primatas pois possui um polegar opositor. Com ele pode-se tocar a ponta de todos os outros dedos e isso permitiu à nossa espécie desenvolver uma maior habilidade ao manusear e produzir instrumentos. A precisão desses movimentos dos dedos representou uma vantagem evolucionária, que beneficiou muito nossa espécie.

Por definição, as mãos são os instrumentos, que possuímos nas extremidades dos braços e se dividem em três partes: carpo, metacarpo e dedos. A mão possui um total de 27 ossos principais, oito do carpo, cinco do metacarpo e 14 falanges, mais um número variável de pequenos ossos.[3]

Os músculos das mãos são do tipo estriado esquelético, idênticos a quase todos os demais do corpo, com exceção do músculo estriado cardíaco. Estes músculos pertencem a três grupos principais: os palmares laterais (oponente do polegar, flexor curto do polegar, abdutor curto do polegar), palmares mediais (oponente do mínimo, flexor curto do mínimo, abdutor do mínimo) e intermediários (lumbricais, interósseos, dorsais e palmares).

Essa musculatura pode ser trabalhada, fortalecida e alongada tal como as demais partes do corpo. Por conta de um treinamento aprofundado de *mudrás,* as mãos de um *yôgin* tornam-se visivelmente mais desenvolvidas e musculadas do que as mãos de uma pessoa comum.

Uma pesquisa paleontológica sugere espécies ancestrais de humanos, como o *Australopithecus africanus*, utilizavam semelhantes posturas da mão humano muito antes do que se pensava anteriormente. A capacidade distintamente humana de precisão enérgica (por exemplo, quando vira uma chave) e poder "espremer" ao pegar (por exemplo, ao usar um martelo) está ligada a duas transições evolutivas fundamentais na uso da mão: uma redução na escalada arbórea e a fabricação e uso de

[3] Cf. H.FRICK.; L. LEONHARDT; D.STARCK, *Human Anatomy-I*, Stuttgart, Georg Thieme Verlag, 1991, pp. 269-288.

ferramentas de pedra. Entretanto, outra pesquisa sugere que as mãos humanas podem ser mais primitivas do que o chimpanzé.

As proporções da mão humana mudaram pouco desde os do último elemento ancestral comum (LCA) entre chimpanzés e humanos. Estes resultados indicam que a estrutura da mão humana moderna é, em grande parte, naturalmente primitiva, em vez do resultado de pressões seletivas no contexto do uso de ferramentas de pedra. No corpo humano, talvez a mais brilhante relação, que se apresenta na realidade e, nas aparências, reside, precisamente entre os mundos da Anatomia e os da Fisiologia. Logo, as mãos são constituídas por ossos, que lhe determinam o esqueleto ou a estrutura anatómica, por músculos, para manter a mobilidade e a preensão, por nervos, para definir a sensibilidade fisiológica, dada pela estesiologia e por vasos, artérias, veias e capilares, a fim de alimentarem, com nutrientes bioquímicos, todos os tecidos, que compõem a mão. Assim, segundo as Anatomias Macroscópica e a Microscópica, a mão surge como uma entidade anatómica delicada, complexa e fundamental do corpo humano.

A MÃO E AS PATOLOGIAS:
medidas profiláticas

A Infeção Nosocomial é toda a infeção relacionada com o internamento num Hospital ou Centro de Saúde. A infeção hospitalar é, atualmente, um tema muito em voga. Apesar de parecer diretamente relacionado com fracas condições de higiene e ineficaz esterilização dos objetos e espaços, observa-se que não é este o único agente causal, estando também implicadas as agravantes resistências bacterianas aos antibióticos.

Contudo, não é possível retroceder esta obstinada sobrevivência dos agentes microbianos, facto que deverá servir de alerta, visto que, ao mesmo tempo que atualmente é visto como o mais imprevisível agente causal de infeções nosocomiais, este é também o resultado de práticas profissionais impróprias de um passado próximo nos serviços de saúde.

Cada viagem que se faz à casa de banho é uma entrada no *habitat* natural dos germes. Quem o diz é Don Schaffner, professor de ciências alimentares da Universidade de Rutgers, Nova Jersey, que integrou a equipa de investigação que analisou esta questão e chegou à conclusão que apenas 67% da população mundial lava as mãos depois de usar a sanita.

Numa tentativa de contrariar a tendência, o especialista explica que, independentemente do tempo que se passa na casa de banho, lavar as mãos é essencial, e deve ser feito com sabão abundante para evitar o transporte de germes, que sobrevivem por bastante tempo na sanita e bacia.

Embora possa parecer um aspeto óbvio e que não carece de uma investigação, como a que de aqui se fala, a verdade é que as medidas obrigatórias de higiene foram introduzidas bastante tarde, apenas no século XVIII, e ainda são desconhecidas por muitos certas noções como o facto de, através da lavagem das mãos, se poder evitar doenças infeciosas como a diarreia, por exemplo.

Aliás, quando se começou a apostar em tais medidas de higiene e limpeza, a taxa de mortalidade diminuiu significativamente, aponta o "El Confidencial", que lembra que, no caso da diarreia, a água contaminada é uma das principais formas de contágio.

Por isso, os especialistas aconselham que se lavem as mãos "sempre que sintam que estão sujas" e explicam: "Todos entramos em contacto com substâncias desagradáveis, com regularidade, especialmente depois de tocarmos em portas de casas de banho públicas ou mesmo nos nossos telemóveis".

Tudo isto permite, particularmente, o combate à existência de doença nosocomiais. Tais doenças, com efeito, poderão ser muito gravosas dado que, ao proliferarem em hospitais e centros de saúde, deverão ser combatidas pelo exemplo dos profissionais de saúde, que deverão lavar as mãos, depois de procederem ao exame físico do doente, para não passarem microorganismos a outros doentes. Surge, também, como uma medida ética, de deontologia clínica, seja para enfermeiros, seja para médicos.[1]

O princípio do respeito pela autonomia é um princípio que afirma a capacidade do indivíduo para a autodeterminação e exige a regra da "veracidade", como condição mínima para a sua aplicabilidade. Assim, o respeito pela autonomia requer um reconhecimento permanente, segundo o qual a pessoa tem o direito a agir em conformidade com as suas próprias convicções. Tal não significa somente a abstenção de interferir nas escolhas individuais, mas também a obrigação moral de promover condições, que permitam a realização das eleições autónomas. [2]

Como tal, as circunstâncias que possam impedir o agir autónomo da pessoa como, por exemplo, o medo ou a falha de conhecimento, acerca de determinada situação, têm de ser evitadas. Segundo esta perspetiva, respeitar a autonomia da pes-

---

[1] Cf. MARTINS LEÃO, F.; BORGES DE MENESES, R.D., " Infeções Nosocomiais: da epidemiologia à bioética", in: *Revista de Bioética Latino-americana,* 18 (2016), pp. 123-144.

[2] Cf. *Ibidem,* p.128.

soa implica o reconhecimento da capacidade de todas as pessoas para as próprias decisões, baseadas nos valores pessoais e nas crenças e a promoção efetiva de condições, que favoreçam o exercício dessa autonomia. Nesta linha de pensamento, o respeito pela autonomia é uma ação, que se dá quando o direito das pessoas é assegurado, reconhecido e promovido.

O princípio do respeito pela autonomia pode ser formulado de forma negativa, segundo a qual as ações autónomas não devem ser sujeitas ao controlo exercido por outras pessoas. Nesta formulação, ampla e abstrata, o princípio não admite exceções e, como tal, requer especificação em contextos particulares, por forma a que se constitua um ditame de conduta, que assegure os direitos da pessoa como, por exemplo, o direito à liberdade e ao consentimento informado. Assim, através da especificação, será possível determinar as excepções válidas ao princípio, que surjam, eventualmente, em determinadas circunstâncias.

Existem ações recomendáveis e/ou propicias à prevenção das infeções nosocomiais, que se enquadram no âmbito deste princípio da Bioética Fundamental, a saber:

- Implementar nas unidades de saúde a campanha nacional de Higiene das Mãos;
- Vigilância epidemiológica de microorganismos-problema;
- Educar os profissionais de saúde para uma maior consciencialização;
- Reforço de recursos humanos.

Na sua formulação positiva, o princípio exige que se revele informação, que auxilie a pessoa, no processo, em que se favoreça a tomada de decisão autónoma. Logo, a revelação da informação constitui uma obrigação moral do profissional de saúde.

Contudo, para além da revelação, importa, ou ainda mais, que se assegure que a informação revelada seja compreendida e que se mantenha a voluntariedade na decisão e, ainda, que se fomente adequada tomada de decisão. Isto demonstra que as ações autónomas podem necessitar de algum tipo de auxílio, para que ocorram na prática, como acontece quando um doente quer decidir sobre o seu tratamento. Mas, para isso, necessita da ajuda do profissional de saúde, para que entenda os possíveis benefícios e riscos implicados pela sua decisão. Deverá haver, neste caso, uma contínua e profunda informação epidemiológica sobre as infeções nosocomiais.[3]

Todavia, a omissão de informação constitui uma violação do princípio do respeito pela autonomia, salvo casos em que a pessoa recusa a informação, quando esta poderá ter um efeito antiterapêutico ou em situações de incompetência ou urgência, ou seja, nas situações em que é invocado um privilégio terapêutico. Neste assunto, não deverá haver omissão, uma vez que as infeções nosocomiais poderão proliferar. As duas formulações do princípio do respeito pela autonomia possibilitam a derivação de várias regras, as quais têm carácter *prima facie*. São exemplos dessas regras: "dizer a verdade", "respeitar a privacidade das pessoas", "proteger a informação confidencial", "obter o consentimento dos doentes para as intervenções", "quando solicitado, ajudar as pessoas a tomar decisões importantes". Algumas destas regras possuem bastante aplicabilidade no domínio das infecções nosocomiais.

Na formulação deste princípio, Beauchamp e Childress tomaram por base o deontologismo kantiano. Contudo, a filosofia prática kantiana evidencia a "autonomia da vontade" como princípio supremo da moralidade. Desta forma, desrespeitar a autonomia da pessoa implica a sua desconsideração, como fim em si mesmo, e a sua perspetivação, como simples meio, susceptível de objetivação. Com efeito, a moralidade, segundo Stuart Mill, centra-se na individualidade dos agentes autónomos, pelo que se deve permitir que o indivíduo se desenvolva em função das suas convicções pessoais, sempre que estas não interfiram na liberdade dos outros.

Assim, o princípio, enunciado por Beauchamp e Childress, implica o respeito pela autonomia das pessoas, reconhecendo o direito de agirem de acordo com a sua vontade, desde que

---

[3] Cf. *Ibidem*, p. 129.

não haja prejuízos para outros indivíduos. No que concerne à criação de condições para o exercício da autonomia, os autores indicam diversas fórmulas de ação, absolutamente necessárias, das quais se destacam: a revelação de informação por parte do profissional de saúde, a verificação da compreensão da informação, que foi revelada, a avaliação da competência do que tem de decidir, a avaliação da vontade da pessoa e o cumprimento do processo de consentimento informado.[4]

A revelação de informação, para além de ser um direito do cidadão e um dever do profissional de saúde, salvo os casos em que haja recusa a ser informado, constitui uma necessidade para a pessoa, na medida em que a ausência desta não lhe permite adequado processo de tomada de decisão. Todavia, o excesso de informação poderá constituir algo contraproducente, pois poderá dificultar o processo de compreensão da informação, que é transmitida.

Contudo, toda a informação sobre infeções nosocomiais é absolutamente necessária, sobretudo para os profissionais de saúde. Para explicarem melhor esta posição, Beauchamp e Childress fazem uma referência crítica a três critérios de revelação: critério da prática profissional, critério de pessoa razoável e o critério subjetivo. Estes três critérios éticos encontram-se presentes, na verdade, nas boas práticas contra infeções nosocomiais.

O primeiro critério confere ao profissional de saúde a determinação do como deve ou não ser revelado ao doente a informação, uma vez que estes são os peritos nos assuntos a revelar e os detentores de um compromisso moral de agir para o bem-estar do doente, a fim de que estes não venham a falecer de septicemia.

O critério de "pessoa razoável" determina que a informação deve ser revelada em função das necessidades de uma hipotética pessoa, ou seja, em função do que uma pessoa "razoável" tenha

---

[4] Cf. *Ibidem,* p.130.

de saber, que também se considere importante para poder tomar uma decisão.

Por último, o critério subjetivo é aquele que sustenta que a informação, a ser revelada, deve ser determinada em função das necessidades individuais da pessoa. Pelo exposto, pode-se verificar que, no segundo e terceiro critérios, contrariamente ao primeiro, a autoridade na determinação das necessidades informativas desloca-se do profissional de saúde para a pessoa-doente, o que leva a crer que poderá ser uma das razões pela qual os autores refutam o primeiro critério.

Mas, assim verificamos a sua presença nas infeções nosocomiais. No entanto, na opinião dos autores, o carácter hipotético e abstrato do segundo critério confere algumas dificuldades, de ordem conceptual, moral e prático, pelo que defendem o critério subjetivo como o melhor critério moral, a ser utilizado no processo de revelação de informação. Nas infeções nosocomiais, necessitamos seja da objetividade, seja da subjetividade. Uma outra obrigação, que deriva do princípio do respeito pela autonomia, será assegurar a compreensão da informação revelada. [5]

O processo de compreensão da informação pode ser comprometido por diferentes fatores, nomeadamente a incapacidade por parte da pessoa, em compreender informação elementar, a sua falta de atenção perante o que lhe é dito ou, até mesmo, a recusa à informação, o facto de a informação ser científica ou de natureza incompreensível e ainda a quantidade excessiva de informação, que deverá ser transmitida.

Estas proposições poderão afetar a informação sobre as infeções nosocomiais. Assim, os autores propõe algumas ações que devem ser empreendidas, de tal maneira que o processo de compreensão seja eficaz. De entre essas ações, salienta-se o cuidado em adaptar a linguagem às características da pessoa, determinar a sua capacidade de compreensão e transmitir a informação necessária em diferentes momentos, esclarecendo todas as dúvidas

---

[5] Cf. *Ibidem*, p.131.

manifestadas. Dada a natureza complexa do processo de compreensão, os autores argumentam que, para que ocorra uma tomada de decisão adequada, ou seja, informada e consistente com convicções do indivíduo, não existe necessidade de uma compreensão completa, mas que a pessoa seja capaz de compreender a informação pertinente e confiança justificada e relevante acerca da natureza e consequências dos seus atos.

Este elemento afeta sobretudo a informação a ser transmitida aos doentes sobre infeções nosocomiais. Na opinião dos autores, a subjetividade inerente, ao processo de tomada de decisão, não pode ser um impeditivo ao desenvolvimento de ações, que visam promover a eleição autónoma, visto que, pelo facto das ações nunca serem completamente informadas, voluntárias ou autónomas, não se pode concluir que elas nunca serão adequadamente informadas.

Uma outra condição necessária para o exercício da autonomia é a competência da pessoa. O conceito de competência, no contexto da tomada de decisão, é definido, no modelo bioético principialista, como a capacidade da pessoa para entender a informação e para emitir juízos sobre a mesma em concordância com os valores, ao pretender alcançar determinado objetivo e expor o seu desejo perante os outros.

Para os autores do principialismo, este conceito está associado ao da autonomia, não pelo seu significado, mas pelo seu fundamento, visto que uma pessoa autónoma é necessariamente competente para tomar decisões. Nesta linha de raciocínio, os julgamentos, acerca da competência da pessoa, para autorizar ou recusar uma intervenção, devem ser baseados não só na capacidade para entender a informação, bem como para refletir sobre as consequências de um ato. A competência estará sempre presente na informação sobre os dados epidemiológicos e clínicos das infeções nosocomiais.[6] Uma outra obrigação, requerida pelo princípio do respeito pela autonomia, refere-se ao promover a voluntariedade dos atos individuais.

---

[6] Cf. *Ibidem*, p. 132.

De acordo com a perspetiva dos principialistas, a voluntariedade de um ato reside na execução desse ato pela pessoa, sem que estejam submetidas a quaisquer tipos de controlo ou influência externa. Neste sentido, a liberdade de eleição ou de decisão da pessoa deve ser assegurada pelos profissionais de saúde, a fim de que o princípio seja respeitado. Assim, a obrigação moral consiste em coagir a pessoa para aceitar determinado tipo de intervenção clínica ou de investigação, podendo, no entanto, admitir-se algum tipo de persuasão, nomeadamente, nas situações em que é necessário apelar à razão. No domínio das infeções nosocomiais deveremos apelar muitas vezes à razão e razoabilidade dos clínicos. De igual modo, compete ao profissional de saúde a verificação da presença das condições que, de alguma forma, podem comprometer a voluntariedade dos atos como, por exemplo, efeitos medicamentosos, distúrbios psicológicos ou, até mesmo, a própria doença.

Pelo exposto, poderemos verificar que a competência e a voluntariedade se assumem como pressupostos do princípio do respeito pela autonomia, na medida em que, pela ausência do primeiro, o princípio não pode ser aplicado e a ausência ou comprometimento do segundo constitui uma violação do princípio. Um outro pressuposto será o consentimento informado, o qual se assume como a expressão do exercício da autonomia e tem vindo a ser considerado como paradigma, em diferentes contextos, nomeadamente na assistência à saúde e na investigação. Os doentes poderão apelar, diante dos clínicos, no caso de infeções nosocomiais, para o consentimento informado, por escrito, sobre o estado e condições higiénicas dos serviços hospitalares.[7] O problema ético está no mau uso clínico das mãos.

No plano da relação profissional, a obtenção do consentimento é um imperativo ético e uma exigência legal, bem como um processo pelo qual se reconhece, de forma efetiva, o direito do doente para participar ativamente nas decisões relativas à saúde e no percurso da doença. Tal como foi mencionado ante-

[7] Cf. *Ibidem*, p. 133.

riormente, a obtenção do consentimento informado constitui uma das regras, que especifica o princípio

A mão manifesta-se em "beneficência" e " não-maleficência" em ordem às patologias infeciológicas. Pela maior suscetibilidade dos doentes em risco, ou devido ao aparecimento de agentes mais resistentes aos tratamentos, poderá assim resultar de uma carência de responsabilidade dos intervenientes (profissionais da saúde, doentes, auxiliares de limpeza, familiares e entre outros agentes), criando-se situações injustas.

Os princípios fundamentais da Bioética surgem um pouco como a "Tábua dos Dez Mandamentos" para iluminar a nova ética secular, que é plural e dominada pela principiologia. Este paradigma principiológico é constituído pela formulação dos princípios da autonomia, beneficência, não-maleficência e justiça, interpretados à luz do utilitarismo (Mill) e do deontologismo transcendental (Kant).

Eticamente falando, a educação seria impotente e ideológica se ignorasse o objetivo da adaptação e não preparasse os homens para se orientarem neste mundo.

Desde o início, existe no conceito de Educação, para a consciência e para a racionalidade, uma certa ambiguidade, que procura a sua solução numa forma de paradigma ético, sob diversas formulações, dado que o conceito de pedagogia é analógico e apresenta muitas dimensões. Muitos serão os ensinamentos do uso da mão em Medicina, para o bem ou para o mal do paciente.

Um ponto crucial, se não mais importante, na prevenção das infeções associadas aos cuidados de saúde, reside não somente numa correta assimilação das metodologias a serem empregues, bem como das patologias presentes no meio hospitalar e a todos os perigos inerentes às mesmas. Isto implica para os profissionais de saúde a premente atualização dos seus conhecimentos, em virtude de uma efetiva transmissão destes à população sempre, que se torne aplicável. Se não estiverem bem lavadas e desinfetadas, as mãos podem ser um foco de infeções, potencialmente graves se forem contraídas em ambiente hospitalar. São conhecidas cerca de dez patologias transmissíveis a partir de um simples aperto de mão.

Pretende-se ainda que estes profissionais de saúde saibam ponderar a valoração de questões financeiras face às situações de perigo iminente, exercendo assim a Bioética. Naturalmente que as tarefas que se poderão atribuir à educação já não são mais atribuições de alguma formação superior, mas elas também se colocam em planos que, vistos pelas representações hierárquicas da formação, se situam mais a nível inferior e por aqui deverão começar. Logo, um dos pontos centrais da educação moderna reside na relação entre teoria e prática. Como tal buscará a sua raiz numa formulação ética.

A MÃO E AS APARÊNCIAS:
sentido da fenomenologia

A mão, que agarra, segundo J. Brun,[1] que toca, que se informa ou que acaricia possui, igualmente, a função de poder indicar. Logo, o indicador apontado mostra uma direção ou designa qualquer coisa, provocando a convergência dos olhares, que a compreensão e as diligências, em comum, arrastam consigo.

Pela mão de J. Brun, com a "mão", a voz insere-se nos intermundos do Eu e do Tu, para tentar operar uma transferência de vivido e realizar, com o outro, uma coincidência, pelo menos parcial. Eis a razão por que, se se fala abertamente de uma eloquência e retórica da mão, ao socorrer-se das diferentes funções desta, como aos adjetivos do tocar, para qualificar as entoações, as inflexões e as modulações de uma voz, que reflete as diferentes vicissitudes de uma existência ou a natureza das relações, que esta se propõe estabelecer com outrem.

Todavia, o facto de se poder falar de uma voz, agressiva com palavras demolidoras, atesta que a palavra realiza uma verdadeira projeção orgânica da mão. Pela palavra, a carne da mão faz-se verbo e a voz jorra do corpo como uma mão, que tivesse aberto a porta fechada da mónada.[2]

Naturalmente, o indicador preside a todas as linguagens elementares e silenciosas. Mas, o mesmo sucede com a mão inteira, que, articulando-se no punho e juntamente com o movimento do antebraço, se aplica a formular todas as exclamações numa mímica familiar, porque tanto pode dizer: "Não sei", "Seja", "É-me indiferente", como pode dizer-se : "Boa viajem!", "Bom Dia", "Adeus! ..." é, portanto, possível falar de todo um lirismo da mão.[3]

---

[1] Cf. J. BRUN, *A Mão e o Espirito*, p.177.

[2] Cf. *Ibidem*, pp. 178-179.

[3] Cf. *Ibidem*, p.177.

Tudo isto faz lembrar o pitoresco texto de Montaigne, quando disse: " Que de mãos? Requeremos, prometemos, chamamos, congeminamos, ameaçamos, pedimos, suplicamos, negamos, recusamos, interrogamos, admiramos, numeramos, confessamos, arrependemo-nos, tememos, envergonhamo-nos, duvidamos, instruímos, comandamos, incitamos, encorajamos, juramos, testemunhamos, condenamos, absolvemos, injuriamos, desdenhamos, desafiamos, lisonjeamos, aplaudimos, bendizemos, humilhamos, ridicularizamos, reconciliamos, recomendamos, exaltamos, festejamos, queixamo-nos, entristecemo-nos. Desesperamos, espantamos, gritamos, calamos; e que mais não fazemos? – uma variação e multiplicação, que faz inveja à língua".[4] Mas, tudo isto à custa das nossas mãos. As mão acompanham e realizam fenomenologicamente todos os verbos agora enumerados, ora pela mímica, ora pela produtividade laboral.

Mas, poderíamos continuar o pensamento de Montaigne, dizendo: beijamos a mão, comemos com a mão, bebemos com as mãos, vestimo-nos com as mãos, atamos os sapatos com as mãos, lavamo-nos com as nossas mão, sujamos as nossas mão com o lixo e com microorganismos, as mãos são portadoras de doenças, as mãos cumprimentam, lemos e passamos as páginas de um livro com a mão, escrevemos artigos e livros, ora com a mão direita, ora com a mão esquerda, fazemos exercícios físicos com a mão. Aqui temos um bom conjunto de flexões verbais, sendo todas elas demonstrativas de uma fenomenologia instrumental da mão.

É, por isso, que aquilo que Platão descreve, sobre as mãos e sua importância no mundo da vida e da arte, no seu diálogo *Timeu,* quando nos narra a criação do mundo e do homem, terá sido o Demiurgo, aprendamo-lo, porque não deixou nenhum elemento nem nenhuma qualidade, fora do mundo e quis fazer deste um "vivente perfeito", único, isento de doença e de

[4] Cf. MONTAIGNE, *Essais,* Livro II, Texto estabelecido e anotado por A. Thibaudet, Paris, 1933, cap. XII, p. 432.

velhice; por isso este Mundo é esférico e gira num movimento circular, graças o qual nunca sairá de si.

E, precisamente porque o Mundo se basta a si próprio, Platão declara: " As mãos, que servem para agarrar ou afastar qualquer coisa, não teriam nenhuma utilidade e o artista pensou que não era necessário adaptar-lhe esses membros supérfluos, nem pés, nem, em geral, qualquer aparelho apropriado para andar.[5]

Segundo Platão, essa será a função do corpo que, pela preensão e pelo apoio que os seus membros lhe dão, é capaz de progredir através dos lugares, que atravessa, transportando no topo de tudo o resto a morada daquilo, que há em nós de mais divino e de mais sagrado: eis porque pés e mãos nos têm conduzido a todos.[6]

Na descrição do diálogo *Timeu,* a mão é aquilo com que o homem procura assegurar-se nas suas preensões. Mas, quanto à compreensão, será aquilo para que tendem as preensões sucessivas, através das quais o homem explora o mundo, à semelhança da sinopse, que é o limite, para o qual tende o filósofo, para lá de todos os pontos de vista parciais e limitados.

A mão é assim, para Platão, aquilo com que o homem tenta orientar a sua própria progressão, ao mesmo tempo, que adquire a perigosa experiência da distância do mundo.[7] Logo, toda a mão, que agarra, deve primeiro escolher a sua presa. Toda a mão, que toca, descobre que a superfície é o limiar de uma profundeza, que permanece inacessível. Quanto à mão, que modela, não transporta a vida. É, por isso, que todas as mãos, que manipulam materiais, de acordo com Platão, que vão transformando, todo o agarrar que se prolonga em empreendimentos, onde o utensílio permite dispensar a mão, não nos devem fazer esquecer aquilo que há de simples, de profundamente trágico e

---

[5] Cf. PLATÃO, *Timeu,* Traduç. de Maria José Figueiredo, Lisboa, Instituto Piaget, 2003, 33 a;33b.

[6] Cf. *Ibidem,* 44.

[7] Cf *Ibidem,* 14.

de verdadeiramente significativo no gesto do homem, que procura dar a mão a outro, ou, assim, tomar outra mão pela sua, a fim de conseguir chegar a uma experiência, cuja própria impessoalidade lhe esclarece todo o sentido e valor das nossas mãos. [8]

Eis-nos, pois, perante uma filosofia que, apesar de todo o desprezo que aparenta face ao trabalho manual, já não vê a técnica como uma espécie de dom outorgado aos homens por deuses clementes e compassivos, mas como uma verdadeira e adequada conquista da mão. Uma vez que poderá mudar de utensílio, ao ter uma atividade politécnica, a mão oferece ao homem a possibilidade e a capacidade de se tornar senhor da natureza.

Pelas obras, que executa e pelas que dá forma, desde a escultura, até à arquitetura, passando pelas mais recentes tecnologias e engenharias, aqui temos significado platónica da mão. Para tudo é precisa a mão, desde o nascer ao morrer, desde da manhã à noite, desde o este ao oeste, etc. Logo, os quatro pontos cardeais da Morfologia do Corpo Humano são os dois pés e as duas mãos. As duas mãos são as "dimensões quirológicas" do ser humano, tal como os pés são, naturalmente, as dimensões podológicas. Entretanto, a mão serve e ajuda ao homem.

Mas, se o serve, é, sobremaneira, porque ele próprio se serve dela e porque ele é capaz de o fazer, pois contrariamente ao que Anaxágoras pensava, o homem é o mais inteligente de todos os seres vivos, porque possui mãos. Todavia, se, de acordo com a célebre definição, a mão é um instrumento de instrumentos, torna os instrumentos como instrumentos, é porque tem a capacidade de escolher e de agarrar utensílios e, particularmente, porque é *per se* um utensílio à disposição da inteligência.

Como clama Aristóteles, na obra *De Animalium Partibus,*" Com efeito, o ser mais inteligente é aquele que é capaz de utilizar bem o maior número de utensílios: ora, a mão não parece ser apenas um utensilio, mas sim vários, uma vez que ela é, por assim dizer, um utensílio, substitui uns e substitui outros. Foi,

[8] Cf. *Ibidem,* 15.

pois, ao ser que é capaz de adquiri o maior número de técnicas, que a natureza deu o utensílio seguramente mais útil, a mão".[9]

Segundo Emmanuel Lévinas, poderá considerar-se a mão como como "rosto". Sabe-se que, desde os pensadores clássicos, a mão possui uma função fundamental, sendo naturalmente considerada como órgão do trabalho e do tato, existindo igualmente uma relação muito íntima entre o pensamento e a mão. Esta será como que a executora daquilo que o pensamento arquiteta.[10]

Tal referência antropológica tem o seu correspondente, em Medicina, na definição etimológica de Cirúrgia, palavra grega composta pelo termo *cheir* (mão), segundo a gramática sincrónica ou normativa, que se refere como substantivo da 3ª declinação, nominativo, singular, feminino, e, pelo termo, da 2ª declinação, neutro, nominativo, *ergon* (trabalho).

Trata-se, pois, de um "trabalho manual" executado pelo médico com o bisturi. Assim, estamos perante um "trabalho instrumental" realizado pelas mãos dos médicos. Por aqui se vê que a "mão" será um "rosto instrumental". Se a mão possui um alto valor material, então representará um profundo significado espiritual, tal como se poderá comprovar pelo pensamento de Jean Brun, onde a mão não é somente o órgão do trabalho, mas será igualmente um elemento fundamental do ser humano, ao traduzir a sua unicidade e a sua espiritualidade. [11] As mãos, que se elevam aos céus, manifestam-se como símbolo da oração; mãos, que descem à terra, como "aperto de mão", aparecem como símbolo do agradecimento e da urbanidade.

Todavia, E. Lévinas, em *De Dieu qui vient à l'idée,* ao dialogar com Edmund Husserl, sobre a origem do sentido, introduz

[9] Cf. *ARISTOTELES, De Animalium Partibus, ex recensione I. Bekkeri, Berolini, Apud Walter de Gruyter et socios,* 1962, IV, 10, 687 a19.

[10] Cf. B.MONDIN, *L'uomo chi è? Elementi di antropologia filosófica,* Milano, Editrice Massimo, 1977, pp. 229-131.

[11] Cf. J. BRUN, *La main et l'esprit,* Paris, Presse Universitaire de France, 1963, pp. 12-59.

um discurso sobre a "mão". Na verdade, a origem do sentido é, para Husserl, dada como intencionalidade e como perceção.

Com efeito, a intencionalidade e a perceção manifestam-se como um dado da "consciência eidética". Logo, para E. Husserl, a origem do sentido será dada no próprio corpo da consciência, como algo a compreender e a tocar. Segundo esta perspetiva, E. Lévinas introduz a "mão" como a realização da origem e a concretização do sentido, como analisa Etelvina Pires Lopes Nunes.[12]

O ser que se oferece à consciência será oferecido em doação. A doação permite, pois, falar do fundamental papel da mão, a qual completa esta doação, como mão que agarra o ser e as coisas, numa verdadeira fenomenologia, em busca dos diferentes sentidos.

Será, então, na penhora, que a presença é presença em carne e osso, e não só em imagem. Assim, a presença produz-se como "main-tenant". Desta sorte, a mão e os dedos seriam a própria incarnação da consciência.[13] Logo, o papel primordial da mão, como fenomenologia da instrumentalidade, significa que o ser e o agir do *homo faber* (aquele que produz coisas) encontra-se na doação. Será a mão que toma e entrega as coisas, tornando-as ágeis.

A mão possui um sentido de instrumentalidade, *per essentiam suam*, desde a causalidade até ao fenómeno. Estabelece, pois, um sentido de eficiência e de entrega no trabalho entre as mãos e com as mãos.

Segundo E. Lévinas, a mão é considerada como uma "mão táctil", surgindo como órgão, que faz parte do "conhecimento poiético", estando ao seu serviço. A mão presta serviços e é serviço, tal como se afirmará, da Anatomia à Fisiologia, passando por todas as cirurgias. Para E. Lévinas, a mão que "toca",

---

[12] Cf. E. P. LOPES NUNES, *O Outro e o Rosto, Problemas da Alteridade em Emmanuel Lèvinas,* Braga, Publicações da Faculdade de Filosofia, UCP, 1993, pp. 68-69.

[13] Cf. E.LÉVINAS, *De Dieu qui vient à l'idée,* Paris, Vrin, 1982, p.236.

assemelha-se à teoria da visão, onde o movimento da mão, que toca através do nada do espaço, logo o tocar assemelha-se à visão, dado que para os cegos será a grande visão, através da mão, dado que estes lêem, pensam, estudam e escrevem por meio da instrumentalidade da mão.[14]

A mão é uma "instrumentalidade poiética" do *homo faber*. Como considera E.P. Lopes Nunes, se tivéssemos de julgar ou pensar se a mão é ou não "rosto", seríamos levados só, por estas expressões, a admitir que a mão não poderia ser "rosto".[15] Todavia, seria somente o significado de que a mão possui, de acordo com o pensamento levinasiano, apresentado-se como se fosse um "rosto poiético".

J. Brun parece atribuir à "mão" um significado, que irá na linha do rosto levinasiano, quando afirma: " por estreita que seja a união das mãos. Ela ignora sempre a coincidência, e o "face-a-face" permanece irredutível; mas, para lá das mãos, descobre-se o que lhes falta, elas fazem a experiência do intangível".[16]

J. Brun, como refere E. P. Lopes Nunes, não vê que a mão ou o "aperto de mãos" se possa tomar como uma presença total, mas antes como sinal de uma presença nunca alcançada ou terminada. Segundo este pensador francês, verificamos pelas nossas mãos, além de outras funções, a da carícia, como sinal de proximidade e, até mesmo, a partilha da solidão do Outro.[17] Assim, a mão, mesmo que não se torne presente pelo "aperto de mão", poderá, através da carícia, estabelecer um contacto com o outro e dizer tudo aquilo que as palavras não poderão dizer, podendo, sim, efetuar uma experiência vivida na carne.[18]

Quando E. Lévinas fala da pobreza do Rosto, pensamos que, no sentido mais profundo, se refere também à pobreza destes

---

[14] Cf. E. LÈVINAS, *Totalité et Infini,* 4 ª edição, De Hagen, Nijhoff, 1984, p.163.

[15] Cf. E. P.LOPES NUNES, *O Outro e o Rosto,* p. 69.

[16] Cf. J.BRUN, *La main et l'esprit,* p. 165.

[17] Cf. E.P.LOPES NUNES, *O Outro e o Rosto,* pp.69-70.

[18] Cf. J.BRUN, *La main et l'esprit,* pp.132-133.

marginalizados. Em E. Lévinas, a ideia de Infinito e o próprio Infinito vêem-me do exterior, surgem numa relação que é pura exterioridade. Mas, a ideia de Infinito vem do Rosto do Outro e o Rosto aparece como exterioridade total. A mão, que faz, é uma exterioridade do corpo humano. A relação com o Rosto não é uma relação, que se produz no âmbito do género, não se joga na totalidade, é uma relação com o Infinito. A mão fala e toca no Infinito. A mão trabalha e foi feita para coisas infinitas.

A exterioridade, que se manifesta na relação com o Rosto, articula uma ligação de exterioridade entre seres separados. Esta articulação tem o seu significado no trabalho e ação das mãos entre si. Esta não é a separação, na qual o ser se fecha em si próprio ou, no seu egoísmo, num isolamento total, esquecendo a transcendência de Outrem.

O Rosto do Outro apresenta um transbordamento, que não é semelhante ao dado pela imagem de um líquido. O transbordamento do Rosto manifesta-se como posição em face do Mesmo. Assim, o transbordamento do Rosto é a própria transcendência, que transporta a mão à transcendência.

Para E. Lévinas, ter a ideia de Infinito significa ser orientado e mandado pelo outro, isto é, receber um ensinamento, não através de uma "maiêutica", mas por meio de uma transitividade não-violenta na epifania do Rosto. A transcendência do Rosto apresenta-se como exterioridade imediata na relação *πρόσωπον πρός πρόσωπον* (face-a-face).

Logo, a ideia de Infinito, enquanto relação com o outro, é de ordem social. Mas, o Rosto apresenta-me a sua verdadeira transcendência e exterioridade na resistência pacífica, pela qual se opõe aos meus poderes. O Rosto nem é de ordem sensível, nem fenoménica. O Rosto aparece como abertura na caricatura da sua forma. As mãos humanas não são caricaturas, são antes formas de preensão.

Mas, o Rosto apresenta-me a sua profundidade. O que impede o meu poder é a resistência do outro, como resistência não-violenta. Ela não age negativamente, porque tem uma fundamentação ética. As mãos não são violentas, poderão potenciar à violência.

A alteridade, que se exprime no Rosto, fornece a única matéria-prima à negação total. Embora o Rosto se exprima no sensível, é a alteridade que subtrai o meu poder e é enquanto tal, que surge, então, a tentação de o aniquilar. O outro levinasiano nem é empírico, nem puramente fenomenológico. O Rosto levinasiano está carregado de significado e não se reduz à sua manifestação exterior, mas é exterior por meio da mão. Esta significa ir até ao Infinito e constitui o "enigma do rosto".

Esta epifania do Rosto é "presença", que é dada numa vivência moral. Assim, o Rosto coloca-me numa "intriga ética". A mão será sempre presença em todas as atividades, particularmente no domínio dos cuidados de saúde.

Por aqui se vê que o Rosto levinasiano se coloca no contexto da nudez e da significação. O que o caracteriza como Rosto será a significação que dele emana, a qual faz irromper a forma. A nudez determina-se como impossibilidade de se ornamentar. A relação com a nudez do Rosto é uma relação com uma presença, sem qualquer mediação, dizendo uma relação com uma nudez livre de todas as formas.

Por isso, esta nudez significa a luz sobre ela mesma. A mão, também, se exprime como nudez do Rosto, mas do "rosto instrumental". A mão, sendo uma parte nua, é como se fosse Rosto. É um outro Rosto.

A nudez será aqui uma significação imediata. Esta precede as coisas e ilumina-as. Esta imediata significação é evidente na nudez do Rosto. O Outro voltou-se para mim e é isso mesmo a sua nudez. Mesmo despido da sua forma, o Rosto está transido na sua nudez.

A mão, também, está transida de nudez. É uma das partes mais nuas, devido ao papel desempenhado pela preensão. A nudez do Rosto é desnudamento e já suplica na retidão que me visa. A mão é "desnudamento poiético", em virtude das tarefas que terá que desempenhar.

O Rosto significa "des-valido". Analogicamente, interpretando a parábola do Bom Samaritano (*Lc* 10,25-37), pela leitura de E. Lévinas, o "rosto", na sua epifania como nudez, é expressão da sua imagem, isto é, como "semi-morto" (*Lc* 10, 30). Este (des-valido no caminho) é o Rosto espoliado e desfigurado de Jesus Cristo, do Rosto até às Suas mãos. Mas, a expressão do Rosto, como nudez, não depende da imagem, porque é muito superior a ela, como Rosto de Cristo. No entanto, Ele é retidão, que me visa concretamente. O Samaritano é a "mão", que ajuda o Desvalido no Caminho.[19]

E. Lévinas, usando uma linguagem semelhante à de J. Brun, salienta, relativamente à fenomenologia da "mão", que a proximidade não se resolve na consciência, que determinado ser tomaria de um outro ser, o qual pensaria como sendo próximo, enquanto ele se encontraria sob os seus olhos ou ao seu alcance e enquanto seria possível aproveitar-se deste ser, passando o tempo com ele.

Mas, na reciprocidade do aperto de mão, da carícia, da luta, da colaboração, do comércio e da conversação reside o sentido de um Rosto quiral.[20] Isto significa que a "linguagem mímica" é uma linguagem com as mãos e pelas mãos, que nos situa entre o conhecimento "teórico" e conhecimento "prático", por meio do "conhecimento poiético".

A mão introduz-nos, segundo a fenomenologia da instrumentalidade, dentro do "saber poiético", bem visível no âmbito do exercício de todos os cuidados de saúde, a prestar aos doentes. A mão dita, escreve e inscreve exercícios e práticas, no quadro dos cuidados de saúde, referentes a todas atividades clinicas, porque a mão é "clinica poiética". A mão faz clínica e exerce clínica...

---

[19] Cf. R.D.BORGES DE MENESES, *O Desvalido no Caminho (Lc 10,25-37): O Bom Samaritano como paradigma da humanização em saúde,* Santa Maria da Feira, Passionistas, 2008, pp.124-223.

[20] Cf. E.LÉVINAS, *Autrement qu'être ou au-delà de l'essence,* De Hagen, Nijhoff, 1974, p.104.

Segundo E. Lévinas, se a mão pode ser expressiva e significativa, não será pelo " aperto de mão", pelo qual desejamos considerar o outro como nosso colaborador, ou, ainda, como nosso recíproco, mas antes de um outro grau de proximidade, a única possível para este pensador. Este é aquele que é resposta ao apelo do Outro. Aqui temos uma resposta que é responsabilidade, "onde a carne se faz verbo e a carícia um dizer".[21]

Na presença do "rosto", em E. Lévinas, não posso afastar a avidez do olhar, senão transformando-me em generosidade, incapaz de abordar o outro de mãos vazias.[22] A palavra suplicante (tal como a oração de suplica, segundo a Ascética e a Mística), que vem do outro e que se instaura num mundo abstrato, implica um "eu egoísta", que se coloca na outra margem, mas que é incapaz de abordar o outro de mãos vazias, sendo, neste sentido, a palavra referida como exortação, a qual me chama a dar.[23] A mão dá e oferece, em sentido positivo, mas também pode rejeitar o dom e a oferta, salientando-se, na verdade, o seu lado negativo, a mão pode rejeitar o dom.

Como poderemos verificar, segundo reflexão de E. P. Lopes Nunes, a mão, mencionada como significado ético, é a mão daquele que acolhe, isto é, a mão de quem socorre. Aqui temos a mão do Eu, que se expolia do seu egoísmo. Poderá, também, esta mão salientar-se pela mão do Outro, enquanto "rosto", que me suplica? Ele não é quem dá, mas sim quem pede, porque tem direito a tudo.[24]

Aqui temos a instrumentalidade das mãos do Outro ao Eu e do Eu ao Outro. Assim, as mãos tornam-se instrumento de trabalho privilegiado na disponibilização de cuidados em saúde. As mãos inovam e fazem progredir, ora em Enfermagem, ora em Medicina.

---

[21] Cf. *Ibidem,* 120.

[22] Cf. E. LÈVINAS, *Totalité et Infini,* p.21.

[23] Cf. *Ibidem,* p.193-194.

[24] Cf. E.P. LOPES NUNES, *O Outro e o Rosto*, p. 70.

Não será a mão um dos órgãos mais expressivos do Outro? Não completará ela um significado, que o rosto não consegue exprimir totalmente?

Na sequência destas perguntas, J. Brun indica os gestos da mão, como sendo capazes de significar para além do "rosto", como se fossem seu prolongamento.[25] Sempre que o olho não pode prolongar-se, para além do horizonte, que procura conquistar e torna-se incapaz de mimar o que não vê, a mão tem o único privilégio de dar forma ao informe e de esboçar pelo gesto aquilo que ela grava, como via de acesso ao que finalmente busca, ou seja, o intangível. [26]

E. Lévinas, quando se refere ao outro, alude a ele como "rosto miserável". Logo, a miséria do outro , do pobre da rua, será muitas vezes traduzida por todo o seu conjunto: modo de vestir, de ser e, muitas vezes, pela mão estendida, que é o gesto mais comum de pedir e de suplicar, ao pedir uma esmola, cumprindo-se, assim, uma das obras de misericórdia. Mas, também, será o modo mais direto de chamar à atenção para a sua miséria. Muitas vezes, o outro está silencioso, mas de mão estendida. Logo, a mão será ainda e então "rosto", como descreve E. P. Lopes Nunes.[27]

E. Lévinas fala do sujeito onde parece que não ficará nem o seu murmúrio. Ser sujeito é uma passividade extrema. Trata-se, entretanto, de uma incumbência que não espera a demora pela deliberação e pela decisão. A ideia, que Lévinas lança, será a da responsabilidade como retidão, que se não deixa escapar como imposição, que me obriga, sem que seja eu-mesmo, quem a impõe. Refere-se como responsabilidade, que não deixa espaço para uma mínima distância. Aí se vislumbra uma "passividade extrema", uma passividade anárquica sem ascendente na relação com o Outro. A mão é a atividade da atividade na tarefa ao outro.

---

[25] Cf. J.BRUN, *La main et l'esprit,* p.125.

[26] Cf. E.P. LOPES NUNES, *O Outro e o Rosto,* pp. 70-71.

[27] Cf. *Ibidem,* p.71.

A relação do outro é provocada pelo Outro, que me afeta. Refere-se como uma afeção pelo outro, irrecuperável pela atividade do sujeito. Aqui está a passividade da exposição ao Outro. A passividade da afeção vem do Outro sem possibilidade de se assumir. Assim, a passividade alude a esta conjuntura, na qual me encontro responsável pelos outros, sem que esta tenha começado por minha iniciativa. A passividade do sujeito indica a afeção "traumática", que vem de fora e a impossibilidade em que se encontra o sujeito de assumir esta. O extremo da passividade é o sujeito enquanto bondade. A mão é um acrescento da bondade do fazer e do agir.

A "proximidade", em E. Lévinas, manifesta-se na Bondade, sendo esta a própria "anarquia". É a ideia de Infinito que transcende e se nos "abre" ao sentido do Bem para lá do ser. O surgimento do Outro será a vida da minha responsabilidade, que revela a finitude numa dimensão ética, porque o homem não pode ilibar-se da chamada suplicante e exigente do Rosto do outro-homem.

Esta proximidade não se revela com carácter espacial, mas sublinha, naturalmente, o carácter contingente desta relação, porque o "próximo" é o primeiro que chega, sendo iniciado pela mão. A mão é verdadeiro instrumento e agente de proximidade; a mão, pelo cumprimento, vai à frente nas condutas e no fazer da urbanidade.

A proximidade consiste no facto de estar lançado e abraçado a um "próximo", que é estranho num absolutamente Outro. O próximo é o desenraizado, o apátrida, o exposto ao frio e ao calor das estações, o que, em suma, está "despido de dignidade" (*des-valere*). E a proximidade é ditada pelo facto de que o seu ser como estrangeiro me incumbe, me acusa de uma falta, que não cometi livremente, obrigando-se a um despojamento de si mesmo para cuidar do outro, como "desvalido no caminho".

A mão consiste num ir para o outro, sem me preocupar do movimento para mim, num abeirar-se do próximo, de tal maneira que o Eu mantenha uma "resposta" ao perguntar pela responsabilidade, oferecida pela mão, como instrumento fundamental dos cuidados de saúde.

A proximidade surge como relação sem relação não mediada, no imediato do outro, que é subjetividade anárquica, como implicação, receção e aceitação do Outro, que vem a mim, através da mão estendida, significando mais do que a origem e mais do que a consciência.

A proximidade não é um estado, nem um repouso, será precisamente inquietude, "nãolugar", fora do lugar e do repouso, que perturba a calma da não-localização do ser, que se torna repouso. A proximidade é insuficiente, jamais demasiado próxima. A proximidade converte-se em sujeito. Chega ao superlativo quando desencadeia a "inquietude", que não cessa, convertendo-se em única e, desde este momento, esquecendo-se completamente da reciprocidade.

A proximidade não está no saber e tão pouco na reciprocidade. A proximidade é não-indiferença à presença do "outro" que me olha. A proximidade é a presença do outro, como desvalido, que olha e chama de mão estendida, como símbolo da proximidade. Toda a mão é sentido de proximidade e valor de reciprocidade, dando "prioridade ao outro".[28]A mão oferece prioridade ao outro sobre mim.

A proximidade significa, então, vencer o medo de superar o esquecimento da responsabilidade ao chamamento e de encontrar a dimensão verdadeira do existir e do pensar. A proximidade é movimento em direção ao Outro, sem preocupação do movimento de volta.

O Samaritano foi em direção ao Outro, estendendo as mãos para ajudar o Desvalido no Caminho, "viu, aproximou-se e acolheu-O" (v. 33), sem se preocupar pelo momento do regresso, porque não voltou, segundo a narrativa lucana. Mas, é o "aproximar-se" acima de todas as relações recíprocas, que não

---

[28] Cf. E.LÉVINAS, *Autrement qu'être ou au-delà de l'essence*, De Hagen, Nijhoff, 1974, pp.23-76.

deixa de se estabelecer entre mim e o próximo, porque tenho dado um passo a mais até Ele.

Com efeito, este passo é possível se for "responsabilidade". De tal modo que na "responsabilidade" existente em mim, com relação ao outro, terei uma resposta a mais para responder à própria responsabilidade. Logo, a responsabilidade, que vem a seguir à proximidade, não é coincidência e muito menos retorno. É sempre abertura. É dar-se inexoravelmente ao Outro através de gestos da mão. Foram os gestos das mãos do Samaritano, que salvaram o Desvalido nos caminhos, em direção a Jerusalém (*Lc* 10, 25-37).

A responsabilidade, que supõe proximidade, é, paradoxalmente, de fora para dentro, como *eventum* (acontecimento). Inverte a tendência de procurar a possibilidade da comunicação, num ir de dentro para fora, desde a coincidência da consciência consigo mesma. Assim, as mãos traduzem uma "comunicação poiética", que se refere como extrínseca. Em E. Lévinas, o privilégio da proximidade, com relação à ordem racional, a qual tende, em princípio, a um sistema de puras relações, é a hipótese da relação pela "subjetividade obsessionada", não recíproca, até ao próximo, onde está a mão, que presta cuidados e ajudas. [29]

A responsabilidade levanta problemas, quando aparece o terceiro, que é um Outro diferente do próximo, mas também um Outro próximo, mas também um próximo do Outro e não simplesmente seu semelhante, sendo uma tema bastante desenvolvido por E. Lévinas, na sua obra *Autrement qu'être où au-delà de l'essence.* As questões dizem respeito à extensão da responsabilidade do Eu pelo outro, porque os dois não são os únicos, que existem no mundo.

O eu nunca está perante um único outro, mas são vários os outros, com que o Eu se relaciona e a responsabilidade, que até ao momento nos apareceu em sentido único, surge agora numa multiplicidade de sentidos. Uma vez que estou perante

[29] Cf. *Ibidem,* pp. 45-67.

vários outros e perante os outros dos outros, na proximidade do outro, todos os outros me obsessionam, mas não tenho obsessão por um único outro, mas por inúmeros outros, pelo que a obsessão exige justiça, reclama medida e saber, porque é consciência, de acordo com E. Lévinas. As mãos estabelecem relação com muitos outros, das mais variadas formas, desde o abraço, pelo apertado com as mãos, até ao simples cumprimento.

O aparecimento do outro, porque é acompanhado da revelação de muitos outros, obriga a tornar presente o que não pertence a qualquer tempo sincronizável. A presença dos vários outros, exigindo justiça, impõe a necessidade da representação. Surge, pois, a "representação plesiológica". A mão também é uma "representação plesiológica", porque define e marca a proximidade entre os seres humanos. Com o aparecimento do terceiro, o Rosto do outro aparece como o "incomparável", que devo comparar o inobjetivável, que devo objetivar.

A assimetria, que nos aparecia inerente à proximidade, incompatível com a correlação, que impunha uma responsabilidade obcessionante, que ninguém podia assumir por mim, em que ninguém me podia substituir, surge, agora, devido à relação com o terceiro, numa incessante correção da assimetria, em que o Rosto perde a sua aura, que lhe dava o carácter de estrangeiro, o que permite a «traição da minha relação anárquica com a eleidade» e provoca a origem do peso, do pensamento, da objetivação, da ciência, da política. As mãos vivem com simetrias e com assimetrias.

A própria filosofia de inspiração grega, na sua tarefa de eliminar a diferença, de sincronizar a diacronia na recuperação da equidade, apesar da «abnegação», que a assimetria impõe, tem a sua origem na justiça. Simultaneamente, as mãos são sincronia e diacronia, não só quanto ao tempo, mas também quanto ao espaço. Segundo a Anatomia, poderão ser simétricas ou assimétricas, dependendo ou não de patologias genéticas, como a "sindactilia", ou outras malformações congénitas, que afetam as mãos.

A entrada do terceiro, em que o duo "eu-outro" se torna um trio (eu-outro-Outro), faz surgir a necessidade da medida, da consciência moral, da norma. Mas, a medida da norma, segundo E. Lévinas, não passa a ser o universal, porque o Rosto de cada Outro não deixa de ser Rosto. É a responsabilidade infinita do Eu perante cada outro, que é a medida. A mão, apesar de ter medidas, segundo a Morfologia Humana, não tem "mãos a medir" no domínio da fenomenologia instrumental.

A mão revela o "rosto instrumental", como uma ótica do humano no divino, situando-se as condutas das mão como uma ética fenomenológica. A mão manifesta-se como um bocado do "rosto" e o "rosto" convive com a mão. As mãos convivem com as obras, traduzindo-se em obras, em coisas, produtos, etc. São a revelação extrínseca do *homo faber*. A mão cria e recria artes, cuidados, casas, etc. Sem a mão não haveria um movimento extrínseco, que permitisse a realização produtiva.

Toda a riqueza da mão está em ser "movimento poiético" e, por isso, toda a reflexão sobre a mão, no âmbito filosófico, situa-se, sempre, no mundo da fenomenologia da instrumentalidade. A mão faz e desfaz, constrói e destrói, tendo sempre um tempo de permanência rotativa e ausência de tempos e de espacialidades.

A mão introduz uma nova visão instrumental nos cuidados a prestar aos doentes ou nas atividades económico-financeiras. Assim, as mãos funcionam como segundas essências nas condutas e nas atividades humanas, a fim de todos os saberes poderem ser adequados e produtivos.

As mãos introduzem um sistema de vasos comunicantes, entre as comunicações teóricas, praticas e poiéticas, revelando, assim, o verdadeiro Rosto dos saberes e dos progressos científicos. A mão, além de ter uma "dimensão teológica", pela via da oração, apresenta também uma "dimensão plesiológica", nas suas atuações e nas suas vivências prementes e permanentes.

C. Galeno, através das relações teleológicas, aprendidas pelas leituras das obras de Aristóteles, escreveu em *De partium Usu*

(*Acerca do Uso das Partes*), um verdadeiro hino à mão, como passaremos a analisar. Que à alma do homem são apropriadas as mãos - estando a utilidade de todas as partes do corpo humano na dependência da alma, porque o corpo é o instrumento daquela, como já tinha professado Platão, demostrando-o C. Galeno da forma seguinte: " ... ao homem, animal dotado de sabedoria e o único ser divino entre os que vivem obre a Terra, a natureza deu por única arma defensiva as mãos, instrumento necessário para exercer toda a espécie de indústria e não menos conveniente em tempo de paz do que na guerra.

Não era necessário prover de pontas, aquele que podia com as suas mãos utilizar uma arma melhor do que os cornos dos animais, porque a espada e a lança são armas melhores e mais apropriadas para cortar do que as hastes dos animais. Também não tinha necessidade de possuir cascos, porque o pau e a pedra ferem mais fortemente do que quaisquer cascos"[30]

Segundo C. Galeno, a mão humana, considerada como órgão de preensão de objetos, nas mais diversas formas e tamanhos, será o que exatamente deveria ser e não poderia ser melhor elaborada, quando escreveu: " Examinemos esta parte do corpo humano - a mão – e vejamos se ela é simplesmente útil ou se convém a um animal dotado de sabedoria, mas também se tem, em todos detalhes, uma estrutura tal que não poderia ser melhor se fosse construída de outra maneira.

Uma condição primeira e capital a que deve satisfazer, para ser perfeitamente construído um instrumento de preensão (a mão), é a de poder facilmente tomar os objetos, com que o homem terá de lidar, seja qual seja a sua forma e o seu tamanho. Seria melhor, para tal fim, que a mão fosse dividida em partes de formas diversas ou que fosse feita de uma só peça?

Certamente, não é necessário um longo raciocínio para concluir que se a mão fosse indivisa não poderia tocar os corpos, com os quais entrasse em contacto, senão por uma superfície igual à sua, mas que dividida em várias partes, pode abranger

---

[30] Cf. C.GALENO, *Del Uso de las partes,* I, cap.2º, p. 91.

facilmente objetos muito mais volumosos do que ela e também apanhar adequadamente os mais pequenos.

Quando agarra objetos volumosos, a mão aumenta a sua extensão pelo afastamento dos dedos; para os pequenos objetos, não tenta tomá-los como atuantes na totalidade, porque se lhe escapariam, basta-lhe empregar a extremidade de dois dedos. A mão tem, por conseguinte, a estrutura mais perfeita para apreender com segurança, tanto os objetos grandes como os pequenos, a fim de poder apreender os objetos de forma variada, seria muito bom que a mão fosse dividida, como efetivamente é, em partes de formas diversas.

Logo, para realizar este objetivo, a mão é, evidentemente, de todos os instrumentos de preensão o mais bem construído. Para os objetos esféricos, pode dobrar-se em torno deles, rodeando-os circularmente de todos lados; com a mesma segurança pode tomar os corpos planos ou os escavados e, se assim é, adapta-se a quaisquer formas, porque todas elas resultam da reunião de três espécies de linhas: convexa, côncava e reta"[31]

Aqui temos uma brilhante descrição fenomenológica de C. Galeno, sobre o sentido da mão nas suas qualidades geométricas, guiadas pelo pensamento platónico e pela Geometria de Euclides.

A associação das duas mãos, para C. Galeno, é, com efeito, uma feliz solução da natureza: " Como muitos corpos possuem um volume demasiado considerável, para que uma só mão seja suficiente, a natureza fez de uma a auxiliar da outra, de tal forma que ambas as mãos, segurando os objetos volumosos por dois lados opostos, não valem menos de que uma só mão, que fosse muito grande".[32]

Continuando C. Galeno, a sua fenomenologia sobre a instrumentalidade da mão, diz ser o homem o mais inteligente dos animais, assim também as suas mãos são o instrumento mais adequado para um animal inteligente. E não por ter mãos será o

---

[31] Cf. *Ibidem,* I, cap.2, pp. 91-92.

[32] Cf. *Ibidem,* I, cap. 5, pp. 90-92.

mais inteligente, como dizia Anaxágoras, mas por ser o mais inteligente, então tem mãos, como referiu Aristóteles na sua obra *Parvia Naturalia.* Pois, ao homem não se lhe ensinam as artes pela mão, mas antes pela razão. As mãos são um instrumento, tal como o é a lira para o músico e as tenazes para o ferreiro. Eles são os artesãos que, pelas mãos, executam os ensinamentos da razão.[33]

Pela sua mão, segundo reflexão de J. Brun, o homem é, portanto e para sempre, um organismo que se eleva acima de todos os terrestres, mas abaixo dos animais, mas abaixo de uma natureza que, apesar de bem no interior de cada ser como um motor, que o anima, se mantém, mesmo assim, no seu princípio que é forma de forma ou como um motor que é movido; estando de facto, acima de tudo o que toca, mas não pode tocar naquilo que a move a si próprio.

Logo, a mão do homem é realmente um motor excecional de continuas preensões e de produção de engenhos, da carpintaria à pintura, passando por todas as formas de instrumentalidade musical, que não poderão ser senão pelo trabalho da mão.[34]

C. Galeno parece, naturalmente, contentar-se com a demonstração, muitas vezes conseguida de modo verbal, de que as partes são conformadas e constituídas da forma mais perfeita e mais adequada à finalidade, para que foram criadas. Segundo esta fenomenologia, a mão surge como o mais próprio do homem. Logo, de acordo com a orientação vitalista e teleológica, que atinge a sua obra, C. Galeno pensa que o organismo humano, como o dos seres vivos *in genere*, foi dotado de poderes ou "faculdades" (*dynamis*), por meio das quais realiza as suas funções e orienta, com admirável acerto, os seus próprios processos de formação, desde o período embrionário, de crescimento e de nutrição.[35] Assim será pela funcionalidade das nossas mãos.

---

[33] Cf. *Ibidem,* I, cap. 5, p.92.

[34] Cf. . J. BRUN, *A Mão e o Espírito,* pp.29-30.

[35] Cf. A. TAVARES DE SOUSA, *Curso de História da Medicina,* 2ª edição revista, Lisboa, Fundação Calouste Gulbenkian, 1996, p.121.

O famoso jesuíta, do século XVII, Padre António Vieira, embaixador no Brasil, do Duque de Bragança, Dom João IV, como expoente da eloquência e oratória, deixou-nos, nos seus *Sermões,* em excelente prosa, elementos sobre a "mão", que passaremos a analisar:

"Lavai as mãos, haja limpeza de mãos, diz Deus; e se eu não levantar mão do castigo, se eu vos não ajudar, e favorecer em tudo, se eu não vos não der vitórias contra velhos inimigos (...) Dá-nos Deus as vitórias às mãos lavadas; porque se lavarão as mãos; porque à limpeza de mãos: porque há limpeza de mãos: porque se não tingem as mãos no sangue do povo; ..."[36]. Neste Sermão é apontada a lavagem das mãos como medida higiénica, como um conselho de Deus, tal como vem indicado no livro do Levítico, a fim de serem evitadas patologias, muito embora, ao tempo do Padre António Vieira não se fazerem diagnósticos infeciológicos, em virtude do atraso da Medicina. A mão, como símbolo do poder, já vem descrita em C. Galeno, bem como no Antigo Testamento.

Num outro *Sermão*, o Padre António Vieira refere : " Porque diz pois a natureza, que a mão fosse maior, que os corações e o coração humano, e as mãos duas, porque o coração é o instrumento do querer e as mãos o instrumento do poder (...), nas mãos a execução das obras, (Deus) ordenou que a mão fosse maior do que o coração, e as mãos duas, para que sempre pudéssemos mais do que quiséssemos, e nunca queiramos tanto quanto podemos".[37] De forma empírica, o Padre António Vieira fala do poder da mão, como elemento fisiológico e da mesma, pelo seu comprimento, com um sentido morfológico.

Pese embora, estarmos no domínio da Teoria da Literatura, é. Nos indicada uma das funcionalidades da mão, estabelecendo uma causalidade exemplar com o nosso coração, como

---

[36] Cf. ANTÓNIO VIEIRA, PADRE, S.J., *Sermões,* Reprodução da edição de 1748, S. Paulo, Editora Anchieta, S.A., 1945, Volume XVI, Tomo II, pp.45-46.

[37] Cf. *Ibidem,* VIII, 1944, p.320.

símbolo do querer, como seria o cérebro o símbolo do pensar. Finalmente, uma última referência à " mão" no pensamento do Padre António Vieira, S. J. (*Societas Iesu*), quando escreveu: " Para que as mãos, que levantamos a Deus, quando oramos não sejam puras, quão pouco basta nos homens e muito mais nas mulheres".[38]

Aqui está não só o sentido orante das mãos, como também o sentido sacramental das nossas mãos, para aplicação e exercício das nossas mãos, em ordem a todas as virtudes e pelos dez mandamentos de Moisés, dados por Deus, no Monte Horeb.

Para se celebrar qualquer sacramento, as "nossas mãos terão de estar puras", sendo esta uma norma, ao tempo do jesuíta, António Vieira, emanada, seja da Teologia Moral, seja do Direito Sacramental. Assim, o Direito Canónica implicava no exercício dos ministérios, tal como vinha das orientações do Concílio de Trento (Papas Paulo III e Paulo IV).

O jesuita do século XVII apresenta ainda um pensamento, referente ao *Livro dos Reis,* do Antigo Testamento, nestes termos: " David às vezes pelejava com toda a mão; outras somente com parte dela"[39]. Novamente aqui temos uma aplicação do poder das mãos, ora na guerra, ora na paz.

As referências do Padre António Vieira, sobre a "mão", são estilísticas e estéticas, segundo oratória da época, carregadas de simbolismo, sendo referenciadas a partir da Sagrada Escritura, de forma alegórica, com citação bíblica direta, como exigia, ora a exegese, ora a eloquência do século XVII.

Segundo uma fenomenologia da evolução, para J. Brun, se se faz da mão humana o momento essencial do curso das coisas, em que a evolução se pôde transformar em história, se se vê na mão o que permite ao homem prolongar a sua preensão num empreendimento. De diversos sectores, aparecem as dialéticas, que se esforçam por apresentar evolutivamente a "mão" como o que será capaz de fazer surgir, do próprio âmago da separação,

---

[38] Cf. *Ibidem,* VIII, 1944, p.105.

[39] Cf.. *Ibidem,* XIV, 1945, p.75.

a operação de reconciliação e de excesso. Consciente ou não, estas fenomenologias dialéticas são tributárias da filosofia hegeliana. Dialeticamente, o homem conseguiu, no seu evoluir, tecer à volta do mundo toda uma rede de preensões.[40]

Que Prometeu, segundo a mitologia grega, tinha de morrer, a fim de a mão, que procura apaziguar possa ser curada das feridas causadas pela mão, que faz e desfaz, é sinal de que o ser da mão excede infinitamente o domínio do ter, tal como o do ser. A mão, que indica e que toca, está sempre "para-lá" e não "para-cá" de todos os empreendimentos prometeicos do *fiat* (imperativo passivo) *e* do *fac* (imperativo ativo).[41] A mão é, simultaneamente, ativa e passiva. A mão poderá celebrar, segundo a Filosofia da Linguagem, a "voz média", que corresponde à voz reflexiva das línguas românicas ou itálicas, derivadas do latim rústico.

Dialeticamente, pelo pensamento de Hegel, a mão está entre o "ser" (tese) e o "não-ser"(antítese), como síntese de um "devir" instrumental. O mito convida-nos, naturalmente, a recolocar a questão que René Descartes escreveu na *Primeira Meditação*: " E como poderia eu negar que estas mãos e este corpo sejam meus?" A resposta sobre a fenomenologia da mão fica em aberto ... A mão é pergunta e resposta simultaneamente.

---

[40] Cf. J. BRUN, *A Mão e o Espírito,* pp. 192-193.

[41] Cf. *Ibidem,* p. 196.

A MÃO E A METAFÍSICA:
sentido ontológico

A mão tem uma causalidade e diz uma relação causa-efeito, segundo a Ontologia. Para Aristóteles, no capítulo da Etiologia, existem quatro causas, isto é, material, formal, eficiente e final. A matéria e a forma dizem-se ser intrínsecas à realidade, pelo que são partes que constituem uma coisa. [1] A mão implica uma causa material, que se refere, segundo a Anatomia Humana, constituída por carpo, metacarpo e dedos. Também é formada por músculos, ossos, nervos, artérias, veias e capilares. Todavia, a mão determina-se, também, por uma causa formal, que tem a ver com a figuração e estrutura fisiológicas.

Com efeito, esta causalidade da mão é intrínseca, dizendo respeito à sua estrutura e geometria, que é muito singular no domínio do corpo humano. Aqui temos uma causalidade estruturante e estrutural. Assim, temos a mão, cujas partes, segundo São Tomás de Aquino, são a carne e os ossos e que diferem segundo a espécie. [2]

A mão, devido à sua Fisiologia, implica igualmente uma causalidade instrumental. Esta causalidade, segundo a Ontologia Geral, aparece como uma causalidade extrínseca e na dependência das causalidades final e eficiente. Tem, naturalmente, a ver, com as funções específicas do seu existir, como sejam: a preensão, a mobilidade, o tato, etc. Todos estes elementos são analisados através da fenomenologia da instrumentalidade. Esta causalidade é fundamental, porque estabelece, na mão, as relações ontológicas com a causalidade estrutural (material e

[1] Cf. SÃO TOMÁS DE AQUINO, *Princípios da Natureza,* Introdução, tradução e comentários por Ramiro Délio Borges de Meneses, Porto, Porto Editora, 2001, p.76.

[2] Cf. *Ibidem,* p.78.

formal) e as causalidades eficiente e final, como entidades funcionais e extrínsecas.

Aristóteles diz, no segundo livro da *Metafísica,* " tudo o que age, não age senão dirigindo-se para alguma coisa", logo um quarto princípio é necessário, que exista, a saber, aquilo que se projeta pelo agente. E este princípio chama-se fim. No entanto, deve notar-se que todo o agente, tanto natural, quanto voluntário, dirige-se para um fim. Todavia, não se segue que todo o agente conheça um fim ou que decida acerca deste.[3]

Como o princípio da finalidade determina, segundo São Tomás de Aquino, *omne ens agit propter finem* (todo ente age em ordem a um fim), deveremos referir, no âmbito da mão, que teremos diferentes fins, isto é, *finis operis, finis operantis et finis operationis* (fim da obra, fim do operante e fim da operação).[4] Estes fins possuem diferentes significados, relativamente à mão. O *finis operis* da mão será atingir a perfeição, que se deseja, por exemplo, ao fazer uma casa, a qual sirva adequadamente para ser espaço residencial. O *finis operationis* será a casa, como edifício, enquanto casa. Finalmente, o *finis operantis* será a realização da mão do arquiteto e do engenheiro, ao fazerem a respetiva casa.

A mão, também, implica uma causalidade eficiente, sendo, pois, será a causalidade mais importante. Será aquilo pelo qual se faz, que neste caso serão as funções extrínsecas elaboradas pela mão, que se poderão enunciar como: comunicação entre as mãos, tato, leitura, exercício manual, desde a Educação Física, até à Cirurgia. Em todas as atividades da mão, encontramos a causalidade eficiente, onde é visível o nexo entre causa e efeito.

Não obstante, a causa parece que acrescenta alguma coisa mais do que o que se diz comummente ser um princípio, porque aquilo que é primeiro, quer a partir dele que se pretenda, seja próprio do posterior, quer não, pode chamar-se um princí-

---

[3] Cf. *Ibidem,* p.75.

[4] Cf. *ARISTOTELES, Metaphysica, ex recensione I. Bekkeri, Berolini, Apud Walter de Gruyter et socios,* 1960, IX, 9, 1051a-1079b.

pio. Logo, um artífice, trabalhando com a mão, diz-se princípio da faca, porque da operação dele se segue o ser da faca.

Pela ação e trabalho com a mão, teremos uma eficiência. Mas, quando alguma coisa se move da negritude para a brancura, diz-se que o negro é o princípio daquele movimento. E, universalmente, tudo aquilo pelo qual o movimento começa a ser movimento diz-se ser um princípio. Todavia, a negritude não é aquilo a partir do qual resulta o ser do posterior, ou seja, a brancura. Mas, a causa somente se diz relativamente ao princípio, a partir do qual resulta o ser do posterior. Portanto, diz-se que a causa será aquilo acerca da qual resulta outro ser.[5] Com as tarefas das mãos são produzidos outros seres e múltiplas funcionalidades.

Por isso, aquele princípio, pelo qual o movimento começa, não pode dizer-se causa por si próprio, ainda que se diga ser um princípio. Também, por causa disto, a privação coloca-se entre os princípios e não entre as causas, porque a privação é aquilo pelo qual a geração começa.[6] A privação da mão significará uma privação de múltiplas atividades, muito embora, segundo a moderna Ortopedia, todas essas funcionalidades e atividades poderão adequadamente serem cumpridas, através de próteses, menos o sentido do tato, cumprindo somente a função da preensão.

Segundo São Tomás de Aquino, a causa é aquilo de que uma coisa procede, mas também é algo que influi realmente no ser da coisa, que dela procede. Trata-se, pois, de um princípio, que determina a existência de uma coisa e que, por si só, será determinada para existir, isto é, apresenta-se como contingente. Tal ente deve ser determinado à existência por outro, ou seja, pela causa. Esta visa, pois, e determina não só a existência do ente, como também a sua essência. Nada pode existir sem que a sua existência esteja determinada. De tal forma assim será que, segundo o modo de influxo, a causa divide-se em interna e externa.[7]

---

[5] Cf. SÃO TOMÁS DE AQUINO, *Princípios da Natureza,* p.77.

[6] Cf. *Ibidem.*

[7] Cf. *Ibidem,* pp. 79-80.

Naturalmente, a mão tem uma essência substancial, que é dada pela Morfologia do Corpo Humano e pela Histologia, e uma existência, que será o grau de perfeição ontológica, que a mão vai adquirindo, em ordem às realizações possíveis, desde a preensão até ao tato. A mão possui diversos graus de perfeição, tornando-a como uma causalidade instrumental, pelas diversas atividades exercidas, desde as mais simples, até prestar cuidados aos doentes.

Igualmente, diz-se causa eficiente uma causa segundo um fim, visto que o fim não é um ato, mas será por meio da operação do agente. Porém, o fim diz-se que é causa do eficiente, dado que a causa eficiente não é operada senão por meio da intenção.

Logo, a causa eficiente é causa daquilo que é o fim. Como convém, a saúde não faz com que um fim seja fim. E, por isso, não é causa da causalidade do fim. Não faz um fim ser causa final. Assim, o médico faz a saúde em ato, todavia não faz com que a saúde seja um fim.[8]

Porém, o fim não é a causa daquilo que é eficiente, mas é a causa, para que o eficiente seja eficiente. A saúde, com efeito, não faz com que o médico seja médico e que a mão seja mão. E digo acerca da saúde, que é realizada pelo médico, que opera, mas faz com que o médico seja a causa eficiente. Donde, o fim é a causa da causalidade eficiente, porque faz com que a causa eficiente seja eficiente e, paralelamente, faz com que a matéria seja matéria. Mas também, faz a forma ser forma, visto que a matéria não alcança a forma, senão por meio do fim.

A forma será por causa do fim e a forma não atualiza a matéria, a não ser por meio do fim. Logo, as mãos são, em relação às tarefas diárias, o grande fim e o grande princípio de todas as tarefas poiéticas.

De onde se conclui que o fim é a grande causa, porque é a causa de todas as causas. [9] Assim, poderemos extrapolar para a "mão", dizendo que a mão é causa de muitas coisas, sobretudo

---

[8] Cf. *Ibidem,* pp.87-88.

[9] Cf. *Ibidem,* p.88.

de todas e para todas as atividades fisiológicas ou laborais. Necessitamos para sempre das nossas mão, para tudo aquilo que executamos na vida.

A necessidade absoluta, segundo São Tomás de Aquino, é aquela que provém das causas anteriores pela via da geração, as quais são a matéria e a causa eficiente. Tal como a necessidade da morte, que tem origem na matéria e na disposição dos componentes contrários. Esta chama-se absoluta, porque não tem impedimento. Chama-se, também, necessidade da matéria. Contudo, a necessidade condicional provém das causas posteriores, de acordo com a geração, isto é, pela forma e pelo fim, tal como dizemos que é necessária a conceção para se gerar o homem. Naturalmente, esta chama-se segundo um fim.[10]

A mão refere-se como necessidade em ordem a um fim. Ou seja, em ordem a muitos fins, desde os fins estéticos até aos fins teleológicos, passando pelos fins fisiológicos e terapêuticos. A mão, segundo algumas conceções filosóficas, manifesta-se ora como "ocasião", ora como "condição". A ocasião será a oportunidade de definir todas as qualidades da mão. Da mesma forma, diremos para a indicação filosófica, que situa a "mão" como condição. A condição é a oportunidade de realização das causas. A mão seria, pois, uma "condição fisiológica", expressando-se em distintas qualidades, como aquelas que a definem extrinsecamente. Talvez, a forma mais adequada de definir a mão, ontologicamente pensando, será aquela que a apresenta como uma "causa", desde a final à eficiente, passando pela causalidade instrumental, dadas as múltiplas funcionalidades da mão. Também, poderemos apresentar a mão como uma "causalidade exemplar", uma vez que esta se situa no âmbito da estética, sendo uma causalidade paradigmática. A mão induz a estética e é estética. Também se apresenta como uma realidade lúdica. A mão é para o jogo e o jogo será para a mão. Assim, a mão é para a saúde e saúde para a mão.

---

[10] Cf. *Ibidem,* p.89.

A MÃO E A RELIGIÃO:
vivência fenomenológica

Origem, ou mais propriamente instrumento, segundo J. Brun, de um poder sobrenatural, a mão é igualmente o meio de transmissão daquilo de que Deus a fez depositária. Na cerimónia da imposição das mãos, no gesto da bênção, a mão assegura a transmissão de uma força e de uma ajuda sagrada. É ainda a mão que reencontramos no cetro real e na mão da justiça; numa monarquia de direito divino, ela indica que quem possui este emblema é o depositário de um poder, que lhe foi dado exercer sobre a terra.[1]Logo, a mão tem um carácter redentor, é uma entidade anatómica, que, segundo a fenomenologia da religião, e definirá como "mão soteriológica", tal como foram as mãos de Jesus Cristo.

Muitas foram as tentativas de conferir à mão um poder salvador extraordinário, que os homens teriam conseguido fazer recair sobre ela, como se encontram no centro das preocupações mágicas, entre civilizações sumérias, persas, egípcias antigas, que procuram elevar a mão ao cargo de agente de uma força, que ultrapassa as forças da natureza.

Assim, nasceram, como se expressa J. Brun, as "mãos da glória", essas mãos de enforcados preparadas, segundo determinados ritos, que conferiam aos ladrões o poder de se tornarem invisíveis ou de adormecer todos os habitantes da casa, onde operavam. A mão era, assim, considerada - pouco como a mão do hipnotizador – como algo que podia ser carregado de um poder absoluto, que conferiria ao seu possuídos poderes sobrenaturais.[2]

Existe uma relação muito profunda entre a mão e a religião, que vai desde a liturgia até à oração e desta àquela, como forma

[1] Cf. J. BRUN, *A Mão e o Espírito*, p. 98.

[2] Cf. *Ibidem*.

complementar. Onde quer que o homem, que reza, segundo João José Vila Chã, S.J., se dirija a Deus, através da expressão simbólica e onde quer que ao fazê-lo ele simultaneamente se exprima por si próprio e consigo mesmo ao seu mundo, aí entra o ser humano em especial relação e extraordinária, por meio da oração, com Deus. Daqui que o carácter relacional da oração deve ser igualmente atendido na sua linguagem e na sua forma. Este aspeto é decisivo. Na oração trata-se, pois, de uma abertura do próprio ser e de toda a realidade circundante a Deus. As mãos são o primeiro sinal desta abertura orante.

Daqui surgirá a importância da "adoração", isto é, desse voltar-se, de forma viva e atuante, por parte do ser humano em ordem ao mistério do Deus vivo. Na verdade, a "adoração" constitui, ora do ponto de vista do silêncio, ora da linguagem, o fim mais próprio da oração. Contudo, se a linguagem da oração não fosse preenchida e animada, então permaneceria uma forma vazia e deixaria de ser uma verdadeira oração. Com efeito, uma característica importante da "linguagem da oração" será o facto de a pessoa, que reza, dar expressão imediata à relação em que está desenvolvida, expressa pela simbologia das mãos orantes.

Aquele que reza não fala, por isso, sobre Deus e ,ainda menos, fala sobre si próprio e sobre o seu mundo. A pessoa, que reza, dirige-se a Deus na autenticidade do seu próprio ser. Assim, a palavra simbólica, que a pessoa orante utiliza, a fim de se dirigir a Deus, está tendencialmente no "vocativo", não no acusativo: " Oh Deus, vinde em meu auxílio! ...". A designação brota da luz e da vida e é ela que trespassa o céu, para outorgar-se e dá-se na forma da primeira ou da segunda pessoa.

Todavia, a forma da terceira pessoa expressa uma situação relacional completamente outra. Nela, fala-se sobre alguma coisa, de modo que a relação é apenas indireta, sendo ela *per se* neutralizada. A mão orante estabelece uma relação simbólica com o sagrado, expressando o recolhimento vivido pela oração. A mão é oração...

Não obstante, esta neutralização não pertence à oração, antes ela acabaria por falsear o carácter relacional, que a sustenta ao não expressar convenientemente a sua dimensão de verdadeira adoração. Por seu turno, esta relacionalidade inerente à essência da oração, que se expressa na linguagem, desenvolve-se numa multiplicidade concreta de modalidades. Ela desenvolve-se, naturalmente, na adoração e no louvor ou, ainda, na modalidade de petição ou de lamentação.[3]

Em todas estas formas de oração, as mãos manifestam-se ritualmente. As mãos estão postas para rezar. As mãos possuem aqui um trabalho ritual, que permanece e é vivido. Em todas as formas de liturgia, as mãos desempenham um elevado e característico papel, de pedido ou de prostração, relativamente a Deus. A mão é elemento vivo e vivificante do culto, quer seja politeístico, quer seja no âmbito de uma religião monoteística. Os textos, da iconografia à liturgia, fazem da mão uma espécie de intermediário entre o homem e Deus. A mão divina surge sempre como aquilo que detém o poder de criar, de castigar ou de salvar.

Para J.J. Vila Chã:" a oração do silêncio submete-se na oração como linguagem. Os seus momentos fundamentais permanecem, ainda que transmutados; a sua forma passa, mas a sua essência permanece. Por seu lado, a oração enquanto linguagem, submete-se na oração enquanto culto. O culto, porém, é ainda uma forma de oração na âmbito da linguagem.

Na verdade, os momentos da oração, como linguagem, manifestam-se no culto em formações distintas, sendo potenciados pelo recurso a um simbolismo superior. Neste sentido, o culto constitui exemplo excecional do caso mais genérico, que é a oração enquanto linguagem.

No culto, portanto, podemos reconhecer a possibilidade mais alta e mais especial da oração como linguagem. Antes de mais, o culto acontece como um ato comunitário, pois, na sua

---

[3] Cf. J. J. VILA-CHÃ, S.J., " A Religião e adinâmica da sua Manifestação: a Oração como tema da fenomenologia", in: *Proceedings of Philosophy of Religion WCP*, vol.45,(2008), pp. 455-456.

essência, representa a realização e a manifestação de uma comunidade. Esta, por sua vez, consiste numa assembleia de pessoas, que se encontram na posição de serem encontradas igualmente convocadas por Deus e de estarem movidas pelo desejo de comunitariamente celebrar a Deus.

Parafraseando M. Heidegger, poderemos dizer que o ser próprio da comunidade será o "ser-com" (mit-sein).[4] Quem a ela pertence é, por sua vez, um Outro do Outro ,já que cada um dos seus membros está unido com todos. Entretanto, Deus, que em todos, está presente, vive, em sua unicidade, também em cada um. Deus vive no todo, porque Deus vive em cada um dos seus membros. Cada indivíduo, por isso, é uma mediação em relação ao todo e o todo é mediação para cada um.

Numa palavra, a comunidade humana realiza-se no âmbito daquilo que podemos chamar "circulo da mediação". Na sua qualidade de "ser-com", a comunidade realiza-se mediante a unidade entre interioridade e exterioridade, pois cada um dos seus membros acredita e reza, antes de mais, em fidelidade a si próprio.

Mas cada um crê e ora também com todos os outros e em união com todos os outros, ora com as mãos, em vida de oração. Já na sua própria interioridade e por si-mesma, cada um se descobre numa abertura radical ao comunitário, a esse Uno, que para todos é igual. Ora é precisamente neste espaço aberto, que a todos envolve, que se dá a dimensão pública da comunidade. Neste sentido, a vida da comunidade pertence no essencial à esfera pública.[5]

A mão é simultaneamente pública e privada, revelando-se como elemento instrumental pelo "mit-sein". Pelo pensamento de M. Heidegger, a "mão" aparece como uma "presença-com". Este será o "com" do agarrar, do tocar, do cariciar, do apertar a mão do Outro, com a relação entre as mãos. O ser é sua dinâmica de exercício e, por isso, será sempre difuso de si mesmo. Todas as realizações em modos de ser trazem inscritas,

---

[4] Cf. *Ibidem,* p.457.

[5] Cf. *Ibidem,* pp. 456-457.

na sua constituição essa dinâmica difusa do ser. A "presença" (da-sein) é o lugar em que aparece esta imbricação. Na verdade, todas as suas concretizações na existência exercem uma ação expressa pela preposição "com" (mit). Desta feita, nunca se dá um ser ou modo de ser isolado. As mãos não se isolam, nem estão isoladas. Todo o "ser" (sein) é sempre "ser-com" mesmo na solidão e no isolamento, onde a presença é sempre "co-pre-sença" (mitdasein),porque o mundo será sempre "mundo compartilhado" (mitwelt).[6] Assim, se passa com as mãos, que revelam um "mundo compartilhado", entre si e com as mãos dos outros, nos cumprimentos, nos afetos, nas atividades laborais e/ ou na vida intelectual, conjuntamente elaborada em escritos.

Até mesmo o ser simplesmente dado, desprovido do carácter de pre-sença, embora não sendo centro difuso de relações, só se dá como ponto de referência do ser simplesmente, dado ao "mit-sein", em virtude da expressão ser simplesmente dado em conjunto.[7] Não são algo simplesmente dado e nem algo à mão. São como a própria presença libertadora, são também "co-pre--senças".

Logo, ao se querer identificar o mundo, em geral, com o ente intramundano, dever-se-á então dizer: mundo é, também, "presença".[8] A mão é uma "presença co-instrumental", em virtude da multiplicidade da sua produtividade. A mão é o "mit-sein" de todas as tarefas humanas, desde as mais simples e leves, até às mais pesadas e complexas. Na oração, a mão será uma "presença-com", uma presença com Deus, no silêncio do coração, e em "comunidade com a assembleia do Povo de Deus" (*Ecclesia*).

A mão revela uma linguagem litúrgica e cultual, porque quando pede a "bênção de Deus", entra em reconciliação com

[6] Cf. M. HEIDEGGER, *Ser e Tempo,* I, 15ª edição, Traduç. brasileira do alemão por Marcia Sá Cavalcante Schuback, Petropólis, Vozes, 2005, pp. 318-319.

[7] Cf. *Ibidem,* p. 319.

[8] Cf. *Ibidem,* p. 169.

Ele e com os irmãos. A mão surge como oração verdadeira, que se entrega na disponibilidade ao Deus da misericórdia, do qual o sujeito da oração dá testemunho, na medida em que a si mesmo se torna misericordioso. As mãos são testemunho de vida e de dom. Segundo a fenomenologia da religião, a oração, como disse Goethe, terá sempre uma ligação ao destino daquele que reza, através das mãos orantes. A oração, pelas mãos, procura um destino, que poderá ser ora telúrico, ora escatológico.

A mão reza e ensina a rezar, como se verifica pela posição das mãos, em posição orante. Os textos, a iconografia, a liturgia fazem da mão uma espécie de intermediário entre o homem e Deus. A mão divina surge sempre como aquilo que detém o poder de criar, de castigar ou de salvar. Será, pois, da mão que emanam os raios da luz e da vida, é ela que trespassa o céu, a fim de outorgar a alguém uma graça vinda do alto. A mão divina é apresentada como algo que vem de Deus, por um poder que só Ele possui ou uma salvação que unicamente d`Ele pode vir.[9]

Na cerimónia da imposição das mãos, na ordenação episcopal, ou no gesto de bênção de um presbítero, no final de uma celebração eucarística, ou ainda num batizado, o sacerdote, ao pronunciar a fórmula sacramental, dá a bênção em nome da Trindade Santíssima, através das suas mãos, elevadas ao alto, a fim de Deus reconhecer a "dimensão cairológica", anulando, pela reconciliação (sacramento da penitência), a "dimensão hamartiológica". As nossas mãos possuem esta dupla dimensionalidade, ora devido à graça santificante, ora devido ao pecado, segundo a Antropologia Teológica.

A mão assegura a transmissão de uma força e de uma ajuda sagradas e sacramentais. Assim, a mão é salvadora e implica uma dimensão soteriológica. Como acontece com os nadadores-salvadores, as suas mãos salvam muitas pessoas de afogamentos, nas épocas estivais e de intenso calor, por essas praias, em férias de verão.

---

[9] Cf. J. J. VILA-CHÃ, S.J., " A Religião e adinâmica da sua Manifestação: a Oração como tema da fenomenologia", pp.97-98.

São mãos humanas tornadas divinas, porque houve as divinas transformadas em humanas, para a redenção da humanidade, em Jesus Cristo. É um facto que a mão, através da oração, quer para um crente, quer para agnóstico, pode determinar uma experiência religiosa. Esta "experiência quirológica" acrescenta algo, criando uma nova "quiroterapia ocupacional", na vida fisiológica e na hagiográfica do ser humano.

O caminho está na oração, desde a de petição, até à oração de meditação. Ritualmente, a mão torna-nos seres orantes. Pela mão, a oração, segundo os cuidados de saúde, poderá funcionar como adequada psicoterapia, funcionando particularmente em doenças crónicas e nas terminais.

A mão diz muito à oração, sendo o local onde a preensão galénica diz pouco, porque se trata de uma simbologia silenciosa, em virtude de estarem as duas mãos postas na direção do Reino dos Céus. Pelas, mãos orantes, a oração verdadeira entrega-se em disponibilidade ao Deus das misericórdias, do Qual o sujeito da oração dá testemunho justamente na medida em que a si mesmo se torna misericordioso, tal como sugere J.J. Vila-Chã..

Na medida, pois, em que as religiões, como socialidades constituídas, se apresentam de modo particular à tentação da absolutização da socialidade, torna-se, em primeira instância, para as religiões caírem na conta dos próprios perigos, que correm de modo a podê-los superar, segundo J.J.Vila-Chã.

Numa palavra, as religiões, pelo poder da "mão orante", como grandezas humanas, baseadas na estrutura humana de sermos "uns-para-os-outros", estão necessitadas dessa instância, que é a "conversão constante", de modo a se poderem manter, de verdade, como tementes a Deus, como bem afirma J.J.Vila-Chã, S.J. A socialidade religiosa afirma a mão, como poderosa, que a si mesma se afirma de forma absoluta, chamando sobre si as características do *fascinium et tremendum* (o fascínio e o tremendo), com que Rudolf Otto caracteriza o" heilig"(santo). Tal como a mão, a religião faz temer e aprisiona, tudo quanto produz.

AS MÃOS E A TERNURA: *valores teológicos*

A ternura misericordiosa exige um coração convertido e capaz de se enternecer como o coração de Deus. Viver a ternura misericordiosa equivale a viver o "evangelho da caridade" na fidelidade à nova Aliança e ao Espírito de Deus. Esta é a essência do evangelho, como também será a vida da humanização em saúde.

A "lógica do amor" está narrada na parábola do Bom Samaritano, onde o próximo é a vida do amor sem lógicas, que proclama um novo *ethos* (conduta, costume, etc.), ultrapassando a razão prática. Será, pois, um *ethos* evangélico. As mãos abrem um "caminho" para a ternura aos desvalidos da vida, que necessitam de misericórdia.[1]

A ternura assinala um caminho, que vai de Jerusalém a Jericó, pelo "fazer" manual de um Samaritano, realizado em tríplice direção humanizadora: aceitar-se a si mesmo; ser capaz de comunhão com os doentes e poder submeter a própria existência à misericórdia. A ternura de ser, de amar e de adorar revela-se nestes três atos, dos quais depende, antropologicamente, a realização da mesma como acontecimento.

Tal como sucedeu ao Samaritano, o sentimento de ternura encontra-se no desejo de ser beneficiário de um grande mistério, que nos envolve como num "útero materno" (*rehem*) e nos cobre de "assombro". Só a ternura revela o coração da caridade e a realiza. As mãos exercem a ternura. A parábola do Desvalido no Caminho é sinónimo desta revelação pascal e escatológica, porque tem a sua origem na pergunta sobre a "vida eterna" de um νομικός (doutor da Lei).

---

[1] Cf. ROCCHETTA, C., *Teología de la Ternura, un evangelio por descubrir,* Salamanca, Secretariado Trinitário, 2001, pp. 27- 65.

A imagem da ternura, que resulta da atuação de Jesus, será confirmada pelo "mandamento novo do amor", que faz com que o *νομικός* refira antes de se narrar o "exemplo provocante" do Samaritano, que se traduziu, pela "misericórdia", numa relação entre a antiga e a nova Alianças, vividas na passagem de um "coração de pedra", pela "instrução" ao povo (*Torah*), para um "coração de carne" (Sermão da Montanha). A mão, ao fazer uma carícia, exprime-se na ternura. As mãos foram feitas, também, para acariciar os rostos.

A ternura mede o *humanum* ou o grau de humanidade que se alcançou. O grau de sensibilidade, pelos sofrimentos dos demais e pela fragilidade dos doentes, é índice de humanização dos cuidados de saúde, que se alcança. O contrário será a incapacidade de reconhecer a humanidade do próximo, a incapacidade de ser sensível às suas necessidades, tal como fizeram o Sacerdote e o Levita.

A ternura é-nos dada como rico potencial de sensibilidade, dirigida ao acolhimento e ao dom, ao intercâmbio amistoso e à amabilidade, sendo canalizada em justa direção, como resposta ao desígnio de Deus na vivência do Samaritano. Este teve mãos ternas, a fim de acariciar o Desvalido no Caminho (*Lc*10,33). A ternura está nas nossas mãos, sempre que somos misericordiosos. Desta feita, sabemos usar as nossas mãos, para nosso bem e para bem do próximo.

O comportamento do Samaritano é paradigma pela "conquista da ternura", que se não improvisa, exigindo um itinerário ascético e uma atuação ordenada e determinada. A ternura é um sentimento de ordem, passivo e ativo, porque modo de acolher, de se dar e de compartilhar, exigindo a implicação pessoal (visceral) numa dimensão de consciência responsável na "abertura para o fazer" e em movimento centrífugo. Pela ternura, as mãos possuem não só movimentos centrífugos e centrípetos, como também movimentos rotativos e translativos. As mãos são o melhor instrumento da ternura.[2]

---

[2] Cf. *Ibidem*, pp.46-79.

Em sentido espiritual, a ternura e a carícia caracterizam-se pelo movimento centrífugo do coração do médico, orientado vetorialmente para o sofrimento e para a dor do doente. Aqui temos as mãos como *afectiones,* que fazem revelar novos aspetos muitas vezes ocultos.

A capacidade de "ver", como a do Samaritano, é um "brilhar" (φαίνω) de ternura, que brota do coração (*cor nostrum*) e não da *ratio,* mas que na ordem poiética é exercida pelas mãos. Daquele "coração" que, nas palavras de Pascal, encerra em si razões, que a razão desconhece, sairá a carícia, afagada pelas mãos, ora de um clínico, ora por um familiar.

Assim, a força da ternura do Samaritano, como "sabedoria do coração", será a vida das nossas mãos, em exercício permanente, para o bem das pessoas, quer doentes, quer sãs. A mão reside particularmente na humanização dos cuidados de saúde, porque a mão direita não sabe o que faz a esquerda e vice-versa. Ambas as mãos cuidam ...

A ternura manifesta-se como *via pulchritudinis,* como algo de emancipação da beleza ou como "assombro". Este é dom da ternura e a ternura é dom do assombro. Em ambas as direções, a capacidade de experimentar a ternura manifesta um modo de observar a existência humana do doente pelo "esplendor do coração" (*cordis splendor*), porque houve o esplendor das mãos, nas mais variadas tarefas clínicas. A mão traduz a beleza da forma, tal como se diz pela Anatomia Humana. A mão surge como o brilho da ternura.

A ternura do Samaritano revela-se como atitude permanente, profunda, ativa e concreta do comportamento do Deus de Jesus (Pai das Misericórdias) e do próprio Cristo. A ternura compreender-se-á dentro da primazia da caridade, como vem relatada pelo hino de S. Paulo aos Coríntios (1 Cor 13, 4-7). Aqui aparece a "ternura" como vivo reflexo da αγάπη (caridade). O *ethos* (conduta, hábito, costume e comportamento, etc.) do "evangelho da ternura" é o *ethos* do coração novo do Samaritano. A ternura nasce desta novidade, pela instrumentalidade sagrada das nossas mãos.

E a novidade é a carícia da mão, que conduz à ternura. A grande novidade está nas mãos, porque, por aqui, se traduz a novidade do esplendor anatómico das mãos, que se refletem nos transcendentais da Ontologia: "uno, verdadeiro e o bom". Todos estes se encontram na mão, que, fenomenologicamente, poderemos resumir na bela expressão de Santo Alberto Magno, quando disse que o belo é o "esplendor da forma". Da mesma forma, poderemos aplicar à Anatomia da Mão: *humanae formae splendor manus est* (a mão é o esplendor da forma humana). A mão dá uma forma poiética à corporeidade.

Segundo J. Brun, a carícia é ter acesso a algo, que se escapará para sempre ao táctil. O drama da "mão" provem do facto de ela não se realizar verdadeiramente, senão no momento em que se estende, para o que nos escapa e a que queremos agarrar-nos mais do que a qualquer outra coisa. Porque é uma experiência do ser a dois, o tocar reveste-se, na vida afetiva, de uma importância das mais consideráveis e o verbo "tocar", bem como a sua forma passiva "ser tocado", põe-nos perante as diferentes vicissitudes da comunicação entre consciências.[3]

Uma dimensão da mão reside no tocar, exercendo o tacto, neste caso, como uma "carícia". A carícia está no exercício afetivo da mão. Antes de demais, a carícia pode ser um tocar, que procura dar, para J. Brun, ao Outro a calma, que um dia perdeu. Apresenta-se, pois, como um refúgio e um porto de abrigo, que recolhe quem está, literalmente, fora de si.[4] A mão traz a carícia e define uma ternura.

A carícia, feita pela mão, como uma conversão do Outro, pretende-se apaziguadora, tenta fazer o Outro voltar a si mesmo, quando aquele não se controla, procurando, portanto, provocar uma conversão do Outro, para o desviar do obstáculo intransponível, com o qual se defronta e para o guiar para um

---

[3] Cf.J. BRUN, *A Mão e o Espírito,* p.157.

[4] Cf. *Ibidem,* p. 158.

novo lugar, onde a mão que o toca, lhe propõe um repouso, como propõe J. Brun.

É, assim, que Édipo, que acabara de arrancar os seus olhos e que grita de desespero, mendiga as mãos das suas filhas: " Minhas pobres filhas, tão dignas de piedade, para quem a minha mesa nunca esteve posta, com o seu alimento, sem que eu lá estivesse também; e do alimento a que eu deitasse a mão, também elas tinham sempre a sua parte. Toma conta delas, peço-te, e sobretudo deixa-me tocar-lhes com ambas as minhas mãos e deplorar os seus infortúnios. Garanto-te, ó Rei de tão nobre raça: tocando-as com as minhas mãos acreditarei, que as tenho, como quando as via".[5]

Entretanto, Édipo Rei continua a implorar a Creonte: " Faz um sinal de assentimento, homem generoso, toca-me com a tua mão". [6] Na realidade, Édipo não necessita de palavras, precisa antes de uma presença e de a tocar com as suas mãos. É por isso que, por muito impuro que se sinta, ele continua a implorar às suas filhas, que lhe dêem a mão. " Vinde, vinde às minhas mãos ... fraternas"[7].

A mão torna-se o único refúgio, que Édipo pode descobrir no Outro. Édipo necessita da carícia da mão, que se traduz na ternura. Como comenta J. Brun, " Mas a carícia procura também consolar, e é então muito mais do que um ato de acolhimento: é um gesto de quem quer partilhar com o outro a solidão, onde este último desespera.

A carícia, que consola, tenta encontrar o contacto, que as palavras não conseguem estabelecer e tenta restabelecer-se de uma solidão, onde mergulha uma experiência vivida na carne. (...) A carícia esforça-se então por despertar, naquele que já não pode mais, o sentimento de uma ajuda que se oferece como uma comunhão e como um despertar para uma vida nova: dá-se como uma memória que acolhe, liberta e recria. A carícia é, assim, um

---

[5] Cf. SOFOCLES, *Édipe, le Roi,* Paris, Les Belles Lettres, 1964, v.1462 ss.

[6] Cf. *Ibidem,* v. 1510.

[7] Cf. *Ibidem,* v. 1480.

verbo silencioso, que se quer fazer carne e dizer: "Aqui estou, ponho-me contigo no mesmo lugar".[8]

A carícia, que suplica, procura tornar indiferente o "também" da condição de implorante, pedindo que alguém se ponha no seu lugar e que tome consciência de que ele lá está, pedindo as mãos de alguém.

Como diz Jean Paul Sartre, a carícia não é um afloramento, será antes um "afeiçoamento". Ao acariciar o Outro, faço nascer a sua carne através da minha carícia e sob os dedos da minha mão. A carícia é conjunto das cerimónias, que encarnam o Outro.[9] As mãos determinam o afeiçoamento.

A carícia vive para a mão e a mão vive para a carícia. A mão cultiva a ternura e será sempre o seu *proprium*. A carícia tenta, de acordo com o pensamento de J. Brun, transmitir ao Outro, aquilo que sinto e deixa-me sentir o que Outro, naturalmente, sente.

Acariciar não é apenas tocar, mas antes querer ser tocado, a fim de descobrir os caminhos possíveis de uma simbiose, que ultrapassa o princípio da individuação *materia quantitate signata* (matéria sinalizada pela quantidade). Na carícia, o *hic et nunc* (aqui e agora) monádico tenta abolir as suas fronteiras para se forçar a uma verdadeira abertura.[10] A mão parece sinalizar o princípio da especiação: *forma qualitate signata* (forma sinalizada pela qualidade). Condenada a permanecer apenas à superfície do corpo, a carícia é, no entanto, profunda na sua intencionalidade. A superfície, sobre a qual ela se move, é, ao mesmo tempo, o que ela quer transpor e aquilo a que é incessantemente reenviada.

Logo, o obstáculo que a mão, que acaricia, encontra é, ao mesmo tempo, o que lhe permite exercer a sua vocação e, sobretudo, o que lhe dá uma razão de ser e de perfeição. A mão, que procura tocar, descobre verdadeiramente que o corpo é

---

[8] Cf. J.BRUN, *A Mão e o Espírito,* p.159.

[9] Cf. J.P.SARTRE, *L 'Être et le Néant,* , Paris, Gallimard, 1943, p.459.

[10] Cf. J.BRUN, *A Mão e o Espírito,* p.163.

um órgão-obstáculo, aproximando-se de Outrem, experimenta a inacessibilidade da proximidade.[11] Mas, mão é sempre sinal e vida de proximidade.

A carícia da mão é um esforço para ultrapassar o desaparecimento de quem não deixou aí mais do que aquilo, sem o que ele não podia lá estar, mas que, no entanto, não constituía o seu *hic* (agora) verdadeiro. Num tal ato, a carícia mergulha, não apenas para lá das separações ônticas, mas mesmo para lá da separação ontológica.

Mas também é frequente que o gesto das mãos, que imploram, não se dirija mais àquela pessoa, que lá está, mas para a presença, que aí não está e que não pode ser de nenhum aí. Através da carícia e graças à sua mão, o homem ultrapassa a sua humanidade e alcança a humildade, como muito bem remata J. Brun.[12]

---

[11] Cf. *Ibidem,* p. 165.

[12] Cf. *Ibidem.*

AS MÃOS DE DEUS:
significados bíblicos

Dentro ou fora da oração, quando evocamos "as mãos de Deus", utilizamos uma fórmula profundamente carregada de sentido. Com efeito, as nossas angústias procuram um refúgio nas faces dessas mãos e esperam delas, que se tornem o berço da nossa esperança. Aspirar a ser tomado pela mão de Deus implica que se deseje ser arrancado às mãos dos homens e pedimos-Lhe, que abra o circulo e se quebre a canga, que elaboramos para nós próprios.

Ao falar da "mão de Deus", projetamos no Invisível, aquilo que as nossas mãos deixaram escapar e elas começaram a reduzir-se à escravatura, desde que fizeram o primeiro gesto, o gesto de tomar o fruto das Árvore do Conhecimento. Tal gesto iria prolongar-se e projetar-se no manejo de utensílios que, tragicamente, viriam a transformar-se em armas. Com efeito, as "mãos de Deus" modelaram o corpo humano com a própria terra, em que este deveria habitar, mas esperar de algures, o que possa animá-lo. Aí se esconde o próprio fundamento da condição humana, tomada por aquilo que a circunda e estendida, para que o não possa atingir.[1]

Com efeito, o livro do *Génesis*, do Antigo Testamento, faz notar que Adão e Eva não se falam, apesar de estarmos no âmbito da alegoriase. No Antigo Testamento, será necessário esperar por Abraão e por Sara, para nos encontrarmos em presença de seres, que dialogam. Adão e Eva falam ao Eterno. Eva fala com a serpente ; mas, entre si, não trocam qualquer palavra.

A sua primeira relação é a da "preensão" (pegar e levar coisas de um lado para o outro). Eva colhe o fruto da Árvore do Conhecimento, dá-o a comer a Adão. Eis, portanto, que as suas mãos selam o seu destino através da ação de que esperavam ob-

---

[1] Cf. *Ibidem,* p.205.

ter o saber que, segundo promessa da serpente, deveria abrir--lhes os olhos e divinizá-los.

Mas, quando Adão e Eva abrem os olhos, será apenas para verem que estavam nus. As suas mãos conquistaram o saber (os saberes teórico, prático e poiético), mas perderam a vida para todo o sempre. Entre as mãos dos homens, só se encontrará uma vida perdida, desde a conduta ética até à espiritualidade.

Nada será mais pueril do que interpretar este texto bíblico, reduzindo-o à narração da punição infligida por um Deus paternalista e irado com seus filhos desobedientes, mas, por isso, temos a atual exegese bíblica, iniciada em Madburg, por R. Bultman e M. Dibelius, que consideraram esta narrativa, segundo a teoria da literatura bíblica, como sendo folclórica.

Todavia, o destino do primeiro homem e da primeira mulher estava entre as suas mãos. Ao colher, dar e aceitar o fruto proibido, quiseram tomar em mãos o conhecimento do bem e do mal, que os tornaria semelhantes a Deus. Desta forma, fizeram entrar no mundo a separação, ao voltar as costas à sua fonte, pelo saber conquistado e transmitido, tiveram a pretensão de aceder a uma transcendência de Deus e de a Ela se substituírem.

A autodivinização do homem pelo saber dava novo curso à história. Reduzidos apenas, às suas mãos, segundo o pensamento de J. Brun, Adão e Eva confiam àquelas a tarefa de cozer folhas de figueira, a fim de esconder a sua nudez. (*Gn* 3,7) Essa será, desde aí, a perpétua vocação da mão: talhar vestes para o homem, tendo por função protege-lo dos outros, do mundo e do seu próprio olhar.

Quer estas vestes tenham sido preparadas pela técnica, pela política ou por construções especulativas, têm por missão latente esconder ao homem a nudez e a angústia, que subsistem sob as couraças do aparecer. São outras tantas peles mortas, como aquelas com que o Eterno vestiu Adão e Eva, antes que estes deixassem o Jardim do Éden.

O destino da mão continua-se e aperfeiçoa-se no exercício do "trabalho", *bonum arduum* (bem penoso), segundo o pensamento do aquinatense, a que o homem está agora constrangido para ganhar a vida, depois de ter perdido a existência. A mão humana trabalha a terra, a fim de que o homem possa tirar dela o alimento, que lhe dá as forças para, de novo, cultivar os campos.[2]

O homem está, portanto, a partir de agora, privado da sua mão viva; a vida foi capturada e captada pela mão de ferro do conceito, que se apodera dos seres para os canalizar para um tempo, que tem por função refazê-los. A mão, que age, erradicou a Árvore da Vida, a fim de fechar o homem no círculo do poder. Assim, a mão e o espírito, escravizados e escravizadores, proclamam aos sete ventos, que sabem o que é preciso fazer e que a vida deve inclinar-se perante eles. No entanto, os homens contorcem as mãos de dor ou crispam-nas nas barras das suas jaulas, estrangulados pelos conceitos e pelas cadeias de dedução, que fazem deles os condenados às galeras da história e do homem divinizado.

Estas mãos são mãos verdadeiramente vivas, que mendigam o socorro e esperam que outras mãos, as que se encontram no mundo e que as libertem do que as oprime.[3] Assim, encontramos as mãos do Samaritano a ajudar o Desvalido no Caminho (*Lc* 10, 25-37). Foram "mãos eleéticas", porque se encheram de misericórdia pelo estado em que se encontrava o "semimorto", na berma da estrada. É aqui que a fórmula tão frequente, no Antigo Testamento, " a mão do Eterno esteve sobre Ele", vem ganhar todo o seu sentido e comanda o gesto de imposição das mãos (*Gn* 48,14; *Mt* 19,15; *Ac* 6,6; *Tm* 1,6).

Do fundo dos tempos, surgiu uma mão, que liberta todas as malhas tecidas pelas mãos humanas; por ela, transmite-se e perpetua-se uma proteção, que nos abriga dos perigos, que ameaçam o mundo. A mão de Deus liberta as mãos dos homens; tal é, no fundo, toda a mensagem das Sagradas Escrituras. [4]

---

[2] Cfr. *Ibidem,* p.207.

[3] Cf. *Ibidem,* p.215.

[4] Cf. *Ibidem,* pp. 215-216.

O Verbo quebra o círculo do saber, que reduzia a existência a uma matéria utilizável, anunciando a vida, que porá fim às histerias dessas mãos loucas, que constroem cidades fratricidas e levantam prisões de Babel. As mãos, que construíram a Torre de Babel, segundo a exegese contemporânea, não significa a confusão e a multiplicação das línguas, significa, antes, o desejo do homem ser Deus. As mãos dos homens pretendiam ser as mãos de Deus, porém como reza o Saltério: "Os Meus caminhos, não são os vossos caminhos, ...", antífona, que é lida em Sábado de Aleluia. A mão de Deus "livra-nos dos nossos inimigos e da mão de todos os que nos odeiam" (*Lc* 1,71). Uma tal mão tornou-se uma mão viva de Deus-Pai na pessoa de Jesus Cristo. Jesus "sabia que o Pai tinha depositado todas as coisas, nas suas mãos, que vinham de Deus" (*Jo* 13, 3).[5] As suas mãos de carne e osso abrem-se àquilo para que estavam estendidas as mãos humanas, quando já não podiam mais, por serem apenas elas mesmas humanas, estendidas para um gesto de expetativa e de acolhimento do que nenhuma mão do homem pode oferecer. A mão de Cristo restitui à mão humana toda a dimensão da vida e volta a dar-lhe a existência, visto que a mão de Jesus Cristo é uma "mão soteriológica". Foi o que aconteceu na Sinagoga, onde se encontrava um homem que tinha uma mão ressequida. Jesus "disse ao homem: "... estende a mão. Ele estendeu-a e, então, ela ficou sã como a outra" (*Mt* 12, 9-13; *Mc* 3, 1-5; *Lc* 6, 6-10). Naturalmente que a "mão de Cristo" revela a vida, onde esta tinha desaparecido. É a mão que redime e que cura todas dores e sofrimentos infligidos pelo mundo e pelos homens. É, assim, que Jesus toca a mão de um enfermo, que vê a sua febre desaparecer imediatamente (*Mt* 8,15) e "toma a mão de uma rapariga, que estava morta, e ela volta à vida" (*Mt* 9,25). Em Betsaida, levam um cego a Jesus . Porém, seu primeiro cuidado é tomar o cego pela mão e conduzi-lo para fora da aldeia, " depois, pôs-lhe saliva sobre os olhos e impôs-lhe as mãos" (*Mc 8,23*). Quando o cego recuperou a visão, Jesus mandou-o

[5] Cf. *Ibidem*, p.216.

de volta para casa, dizendo-lhe: "Não entres na aldeia" (*Mc* 8, 26). Assim, a cidade parece ser, não só o quadro, mas também a causa da cegueira; o falso calor e a pseudofraternidade, que privam o homem da verdadeira visão e só lhe oferecem um falso refúgio. Nenhuma prisão resiste às mãos de Jesus Cristo. Na masmorra, onde está carregado de correntes, Pedro recebe a visitação de uma luz e é-lhe dito: " Levanta-te imediatamente". Logo, as correntes caíram das suas mãos (*Ac* 12, 7). Escapa assim às mãos de Heródes Antipas e a porta da cidade abre-se à sua frente (*Ac* 12, 10.11). Para aquele que o Eterno toma pela mão, as muralhas de todas as cidades e as fronteiras desvanecem-se, uma vez que o "Senhor não habita nos templos feitos pela mão dos homens" e nenhuma habitação poderia dar guarida ao que não pode ser desejado. Porém, as mãos dos homens, deixados a si mesmos, permanecem assediadas pelo saber, que transmite o poder. Muitas vezes, as mãos humanas ficam submetidas à história, que o homem deu a si mesmo e ao destino que teceu. Jesus Cristo sabia que iria ser entregue às mãos dos homens e que estes o matariam (*Mc* 9,11). Desta feita, Jesus Cristo foi entregue às "mãos dos pecadores", mas confia que outras mãos O salvarão e, antes de expirar, gritou em alta voz: " Pai, nas tuas mãos, entrego o meu espírito" (*Lc* 23, 46). As mãos de Cristo, no Gólgota, numa Cruz salvaram as mãos de toda a humanidade. A mão cairológica salvou a mão hamartiológica e aqui está a "mão soteriológica" de Cristo pela Sua Ressurreição. A mão é uma "aleluia" e um "*ámen*" (confirme-se na fé e assim seja da oração) do esforço e do trabalho do homem, através do Novo Adão. As mãos humanas triunfantes, segundo J. Brun, alicerçam um universo, onde o homem se asfixia, porque fica "face a face", com ele mesmo; essas mãos, quanto mais querem agarrar, mais deixam escapar. A vertigem dos saberes e do poder, que procura fazer delas o órgão de um Deus, só pode crescer à medida, que se multiplicam e se reforçam as redes de preensões, em que se projetam.[6]

---

[6] Cf. *Ibidem*, pp.218-219.

A MÃO E A HOSPITALIDADE:
pela desconstrução

A "mão" é a porta de entrada na hospitalidade, sobretudo na condicional e, ainda , na hospitalidade de visitação. A hospitalidade é o impossível da chegada do Outro-estranho (estrangeiro), como afirma Jacques Derrida. O Outro acontece no meu acolhimento, sendo sempre Outro. O Outro é o possível dentro da minha impossibilidade de receber, reconhecer, doar e ou "viver para Ele". A hospitalidade está em mim e está no Outro, enquanto Outro, como aquele que é "à venir" (está para vir). As mãos fazem e tornam-se hospitalidade.

Logo, como pensa Victor Maia Dias Soares, a estratégia da desconstrução foi, então, subverter a lógica das oposições. Ao analisar os pares conceptuais, binários, presentes na Metafísica ocidental, a desconstrução irá questionar exatamente a hegemonia de um dos termos com relação ao outro. Irá, sim, criticar a oposição hierárquica, que privilegia a unidade e a identidade em detrimento da ausência, da diversidade e da diferença. A desconstrução pretende ser afirmativa, na medida em que questiona tais estruturas binárias de oposição sem, contudo, as destruir[1] .

A Ética deve ser pensada, primariamente, como análise desconstrutiva sobre a "eticidade da eticidade", devendo-se chamar "ultraética", dedicando-se ao questionamento do valor dos valores. Será uma "meta-axiologia". A desconstrução do logocentrismo é "aquela que não quer nada dizer" (ne veut rien dire), não procede mais, em última instância, do "querer dizer" (vouloir-dire).

Logo, onde ela opera, o pensamento "não quer nada dizer" (ne veut rien dire)" . A desconstrução descreve-se como uma

---

[1] Cf. V.M.DIAS SOARES, "Hospitalidade e Democracia por-vir a partir de Jacques Derrida", in: *Ensaios Filosóficos,* II (2012), pp.163-165.

"meta-ética", que se caracteriza como uma fonte axiológica. Na desconstrução, ocorre uma dupla leitura, ora a de identidade, ora a de alteridade. Derrida afirma que a desconstrução é uma "abertura ao Outro" .

Nesta atitude desconstrutiva, percebe-se, com clareza, o encerramento da Metafísica, que, como sabemos, possui uma dupla inscrição: por um lado, a busca desse ponto de alteridade solicitador, mas, por outro, a necessidade de expressar essa desconstrução na própria linguagem da Metafísica. Será neste encerramento que se percebe a "eticidade da desconstrução", através do rompimento do significado único. O texto está preparado para uma alteridade responsável, numa contra-afirmação, realmente outra, vivificadora, frente à qual não cabe senão a atitude da responsabilidade, ao dar resposta à chamada do Outro.[2]

Segundo leitura de Higino, uma das estratégias da desconstrução, delineada pelo estilo cortante e hiperconceptual, cultivado por J.Derrida, encontra-se na desmontagem das oposições clássicas, elaboradas pelo pensamento ocidental, tais como: teórico/prático, real/virtual, literal/metafórico, discurso filosófico/discurso literário, etc.[3]

A Ontologia Clássica radicou-se quase sempre numa lógica construtiva, de consolidação dos saberes a partir de uma pretensão totalizante. A desconstrução é uma soberania do Outro. Será aquilo a que J. Derrida chama a desconstrução do conceito de soberania incondicional.

Um certo mal-entendido popular poderá ser ouvido na frase "hospitalidade como desconstrução", que algumas vezes representa uma perversão da hospitalidade. Esta entende-se, e, segundo J. Derrida, será denominada como forma de desconstrução, uma forma que não será distinta do todo. Finalmente,

---

[2] Cf. R.D.BORGES MENESES, *Homo Mendicans: da hospitalidade em Derrida ao acolhimento em saúde,* Roma, IF Press, 2014, pp.53-59.

[3] Cf.N. HIGINO, "Entre filosofia e literatura: responsabilidade infinita", in: *Humanistica e Teologia,* 32/2 (2011), 67-70.

a hospitalidade é uma "desconstrução da desconstrução". O Outro precede a Filosofia e, necessariamente, provoca o sujeito antes de começar qualquer questão . Mas também implica uma "invenção".

Será aquilo que J. Derrida denomina de "invenção", isto porque joga com a etimologia da palavra "invenção" (*in-venire*) no sentido de "fazer algo de novo", será "ir para o Outro". Para afirmar a relação do Outro será dar a identidade a uma nova vida pela abertura a qualquer coisa. Tudo tem sido excluído no passado e tudo poderá ser no futuro. Inventar é ser bem-vindo para o Outro, deixando que o Outro venha[4]. A invenção do Outro é desconstrução do mesmo.[5]

Para J. Derrida, pela desconstrução, a Ética é Hospitalidade e a Hospitalidade é Ética. Naturalmente, a invenção recria-se como hospitalidade e a hospitalidade eleva-se como "invenção". Toda a Ética está fundada na relação para o Outro, na boa vontade e no desejo em receber bem o Outro "dentro de casa". A hospitalidade, como desconstrução do Outro, é "cultura" per se e não simplesmente uma Ética entre outras, tal como refere J. Derrida.

Entretanto, isto tem a ver com o ethos (conduta, morada), que é a "residência" do Outro, estar "em casa", que é um lugar familiar de habitação, que é de facto uma maneira do "ser-aí" (Da-sein), sendo a maneira de nos relacionarmos com os outros. J. Derrida chama à atenção que a hospitalidade é, normalmente, entendida em termos de "economia de mudança".

O hóspede permanece o "mestre" do seu domínio e é bem-vindo para o Outro . Por meio da desconstrução, a uma hospitalidade condicional J. Derrida faz opor uma incondicional que, contemplando o dom, deseja ser bem-vinda para o Outro, sem expectação, sem reciprocidade ou sem cálculos.

---

[4] Cf. F. POCHÉ, *Penser avec Jacques Derrida. Comprendre la déconse truction,* Lyon, Chronique Sociale, 2007, 52-55.

[5] Cf.J.DERRIDA, *L'Université sans condition*, Paris, Éditions Gsalilée, 2001, pp.20-35.

A primeira abertura da minha relação, para com o Outro, encontra-se ao abrir o meu espaço, a minha casa, a minha linguagem, a minha nação, o meu Estado e a mim mesmo. Eu não tenho que abrir, porque, como diz J. Derrida, eu tenho que manter este espaço aberto ou experimentar guardá-lo de forma incondicional. Assim, pela desconstrução, tenta-se separar o conceito de "pura hospitalidade" do conceito de "convite".

Se eu te espero e estou preparado para te receber, então implica que não há surpresa, tudo está em ordem, visto que a pura hospitalidade ou o puro dom requerem uma absoluta surpresa para o acontecer do outro. A desconstrução, como hospitalidade, determina esta abertura sem horizonte. A hospitalidade faz parte da estrutura da alteridade, que se liga à desconstrução. J. Derrida refere que a hospitalidade será, efetivamente, incondicional à lei, se esta se faz, tornando-se efetiva e concreta, se esta não for como tem sido[6].

A hospitalidade, analisada pelo prisma da desconstrução, não supõe a identidade. Ela apresenta-se como um direito moral, como um dever da humanidade, devido a outro ser humano. Com efeito, a hospitalidade, como entidade incondicional, define-se pelo deixar vir o outro, pelo acolhimento sem reservas do outro, "que chega" como ao de generosidade para com o outro.

Na verdade, a hospitalidade, tal como a conhecemos, será condicionada por direitos e por deveres, que devem ser seguidos pelo que chega e pelo que acolhe. Para J. Derrida, pensar a hospitalidade significa pensá-la sem condições, significando o acolhimento incondicional do Outro, que chega. Todavia, o pensador-filósofo reconhece que a hospitalidade sempre foi, e é, praticada sob algumas condições, como frisa Maia Soares[7].

---

[6] Cf. R.D.BORGES DE MENESES, *Homo Mendicans: da hospitalidade em Derrida ao acolhimento em saúde,* pp.172-174.

[7] Cf.V.M.DIAS SOARES, "Hospitalidade e Democracia por-vir a partir de Jacques Derrida", pp. 165-169.

A desconstrução "inova" o Outro, tal qual se relata pela hospitalidade abrahamica, que J. Derrida designou de "sagrada". Mais do que uma possibilidade à qual não poderei aceder, a "impossibilidade" será um fator de diferenciação e, por isso, o Eu é um "ser em relação com outro" (*esse ad alterum*). A complexidade do Eu encontra-se mediada por essa impossibilidade, que representa um horizonte do significado, tornando explícita a condição do ser. A hospitalidade é a impossibilidade da possibilidade do outro "chez moi". Desta feita, a hospitalidade será um ad alterum esse (a perfeição do Outro), tal como se vislumbrou em Betânia, onde Jesus Cristo foi o *ad alterum* (para o outro) da hospitalidade.

Para J. Derrida, nós poderemos desejar ser bem-vindos, incondicionalmente, mas isto não nos absolve de uma responsabilidade para negociar as leis da hospitalidade condicional, em contextos singulares. Aqui está a chave da teoria ética de J. Derrida, onde a hospitalidade, como desconstrução, será uma negociação entre o desejo de um incondicional acolhimento e a necessidade de um acolhimento condicional.

Segundo a desconstrução, uma hospitalidade, que só participa da condicionalidade, será, naturalmente, prognosticável, enquanto que uma hospitalidade somente determinada pela incondicionalidade será abstrata. Desta sorte, como salienta Maia Soares, a questão da hospitalidade está ligada à questão da diferença. Não às diferenças excludentes, como o são os nacionalismos e os fanatismos religiosos, mas antes ao "deixar vir o outro".

Para Solis, segundo J. Derrida, a hospitalidade diz respeito, em primeiro lugar, às diferenças enquanto diferenças. Assim, a desconstrução, sob este ponto de vista, será uma forma de hospitalidade, enquanto um acolher, um receber o Outro. Daqui se infere que, para J. Derrida, a Ética é Hospitalidade. Toda a Ética se fundamenta numa relação com o Outro, no desejo de "dar guarida" ao Outro, em "sua casa"[8].

---

[8] Cf. R.D-BORGES DE MENESES, *Homo Mendicans: da hospitalidade em Derrida ao acolhimento em saúde*, pp.114- 118.

Segundo J. Derrida, a desconstrução ordena, em si mesma e, por si mesma, em nome do ser responsável, do ser justo para com a alteridade do Outro, a afirmação da diferença do "totalmente Outro" (tout autre), ao mobilizar as tensões entre aquilo que é não indesconstrutível "à venir" (por-vir) e aquilo que é desconstrutível, a regra da lei, a sua segurança e o próprio fundamento, no sentido de criar condições para iniciar algo de novo.

A partir dos fundamentos de uma desconstrução, Derrida preparou o caminho para uma radical modificação, que definiu o plano da natureza, que se finaliza "numa total e perfeita unificação da espécie humana" (die vollkommene buergerliche Vereinigung in der Menschengattung). Tal como comenta Fernanda Bernardo: "Lembrarei (...) que este motivo de hospitalidade incondicional do "outro absoluto", que o pensador-filósofo distingue do direito, é aquele pelo qual a desconstrução desconstrói ou re-pensa a cidadania para além do seu tradicional e ainda dominante registo onto-teológico-político (...) A desconstrução derridiana é uma desconstrução da soberania ou, mais precisamente, da Metafísica onto-teológico-política, humanista e carno-falogocêntrica da soberania".[9]

A desconstrução é, por si mesma, enquanto pensamento, e, na sua impossibilidade mesma, uma desmontagem da soberania. Será, todavia, necessário entender, será importante saber que a desconstrução não se opõe a nada, nem a nada que ela possa aguentar, dado que ela é a "resistência mesma", ela será naturalmente uma desconstrução da origem, e, então, da bipolaridade hierárquica da contestação simétrica. Insistentemente, J.Derrida diz que a desconstrução não é uma crítica. É mais do que uma crítica, a "desconstrução" é uma "crítica da crítica", uma "hipercrítica". Trata-se, pois, de uma crítica incondicional da crítica. Logo, a desconstrução é uma desconstrução da crítica e da sua ideocracia, como considera Fernanda Bernardo.

---

[9] Cf. F.BERNARDO (coord.), *Derrida à Coimbra. Derrida em Coimbra,* Viseu, Palimage Editores, 2005, p.29; pp.444-446.

A desconstrução é um discurso simultaneamente analítico e sintético, segundo a nossa crítica ao pensamento de Derrida. A desconstrução é um "hiper-método". A desconstrução, indo mais longe do que a crítica, vai mesmo para lá da crítica, uma vez que ela desconstrói a "ideo-logia" ou a "ideo-cracia", que a limita e se manifesta, de outra forma, pelo *krinein* (julgar), na sua instância proposicional e judicativa, no primado e na autoridade.

A desconstrução não é simplesmente a decomposição de uma estrutura arquitetural, mas antes uma questão sobre o fundamento. Como considera a filósofa Fernanda Bernardo, a desconstrução é, ao mesmo tempo, um pensamento do único, do singular, da singularidade incalculável do Outro, do acontecimento. Numa palavra do excepcional e do extraordinário[10].

J. Derrida declara que cada acontecimento da desconstrução se torna singular, parece possível que seja qualquer coisa como um idioma e uma assinatura. As questões desconstrutivas não podem, então, dar lugar a métodos. A desconstrução não é mesmo um ato ou uma operação.

A desconstrução não volta a um sujeito individual ou coletivo, dado que não teria a iniciativa, aplicar-se-ia a um objeto, um texto, um tema e a toda uma outra coisa. Poderemos dizer que a desconstrução tem lugar, é um acontecimento, que não atende à deliberação, à consciência ou à organização do sujeito nem mesmo à modernidade.

Segundo J.Derrida, a desconstrução é marcada pela possibilidade do impossível e daquela que é necessário fazer para tentar pensar de outra forma, pensar de outra forma o pensamento, numa incondicionalidade sem incondicionalidade, sem soberania indivisível, fora daquilo que dominou a nossa tradição metafísica, estando nós na condição de tirar quaisquer consequências éticas, jurídicas e políticas, que se determinam

---

[10] Cf. J.DERRIDA, *De la Grammatologie,* Paris, Éditions de Minuit,1967,381-386.

do tempo, do dom, da hospitalidade, do perdão, da decisão ou da democracia "por-vir"[11].

A desconstrução visa destabilizar as estruturas prioritárias de uma construção particular, que vão da filosofia à política, passando pela literatura, de tal modo que a desconstrução pode afirmar-se como uma exegese. Há uma antinomia insolúvel, não dialetizável, entre A lei da hospitalidade, a lei de uma hospitalidade incondicional e ilimitada, de total abertura ao outro, que chega, e as leis da hospitalidade, as leis de direitos e de deveres, condicionais e condicionados. A mão marca presença na hospitalidade, será o utensílio da hospitalidade, tal como se verifica na vivência das leis da tenda, segundo o Antigo Testamento.

A aporia reside precisamente nesta assimetria, nesta estranha hierarquia, em que A lei incondicional da hospitalidade está acima das leis e é, portanto, ilegal, fora das leis, anómica. E, porventura, a experiência da "aporia" não é possível. Logo, a "aporia" não é possível. A "aporia" é um não caminho, é uma impossibilidade, ao passo que a experiência, como o nome indica, é uma travessia.[12]

A desconstrução é responsabilidade e esta á aquela. A desconstrução será um caminho para a hospitalidade, sendo esta uma responsabilidade do anfitrião para com o *homo mendicans.* Uma responsabilidade exerce-se na ordem do possível. Na hospitalidade, o coração é paciente, é prestável, não é invejoso, não é arrogante, nem orgulhoso. O coração não faz nada de inconveniente, não procura o seu interesse, não se irrita e não guarda ressentimento. O coração não se alegra com a injustiça, mas rejubila com a verdade.Por aqui, fazemos uma hermenêutica do coração, a partir da paranése de Saulo de Tarso, Apóstolo Itinerante, originando um hino ao coração, tal como se expressa na 1ª Corintios, 13, 3-8.

---

[11] Cf. R.D.BORGES DE MENESES, *Homo Mendicans: da hospitalidade em Derrida ao acolhimento em saúde,* pp.134-137.

[12] Cf. R.D.BORGES DE MENESES, *Ibidem*,p.127.

A hospitalidade é um hino agápico ao outro e com o outro. A hospitalidade é um "modelo eleético" (misericordioso), uma vez que vivencia um acolhimento clemente e generoso. É o "fazer" (*abdad*) de um anfitrião relativamente ao seu próximo, que o visita ou que chega. É um "acolhimento cardiopálmico". O acolhimento plesiológica determina um chamamento do Samaritano ao apelo do Desvalido. Mas, este "apelo plesiológico" vive-se na "entrega esplancnofânica" do Samaritano (*Lc*10,33), através do novo mandamento da hospitalidade: *Vade et fac tu misericordiam* (vai e faz a misericórdia)[13].

A desconstrução, este amor impossível, tem, paradoxalmente, na Ética, numa outra ideia de Ética, uma "meta", "arqui" ou "ultra-ética", estando aqui o seu tom e o seu recurso alimentício. O gosto da repetição, como "por-vir", surge numa infinita substituição, como salienta Fernanda Bernardo. Numa palavra, como infinita re-invenção. A hospitalidade refere-se como infinita "re-invenção". [14]

Com efeito, a Ética coincide com a desconstrução, enquanto experiência do impossível, isto é, do apelo, da vinda, do "acolhimento do outro absoluto" (tout autre) . Se é ela, a Ética como "inesperada vinda do outro", que dita a impossibilidade da experiência, com que a desconstrução designa e que constituí, aliás, a *dynamis* (força) in-finita, a incolmatabilidade do seu desejo, a sua infinita re-invenção, como invenção do impossível , isto é, do "outro absoluto", é então aquele que jamais se imagina e que jamais ouvirá a vossa invenção. O outro chama "por--vir" (à venir) e é aquele que não chega muitas vezes .

Com efeito, a moralidade da "desconstrução" é não só alheia à restauração da moral, como à sua própria re-moralização, que

---

[13] Cf. R.D.BORGES DE MENESES, *O Desvalido no Caminho (Lc 10, 25-37): O Bom Samaritano como paradigma da humanização em saúde,* Santa Maria da Feira, Passionistas, 2008, pp.90-140.

[14] Cf.F.BERNARDO, " A ética da hospitalidade ou o por-vir do cosmopolitismo por-vir (I)", in: *Revista Filosófica de Coimbra,* 10/20 (2001),pp. 357-367.

ainda se encontra aberta à "eticidade da ética". A desconstrução não se propõe, nem propõe uma "moral nova", será sim uma readptação da moral. Desta feita, defenderemos, com J. Derrida, que a desconstrução é originária, intrínseca, incondicional e impossivelmente Ética.[15]

Como a Ética, que repensa, redefine ou reinventa, a desconstrução determina que esta só é possível como impossível *non sub eodem aspectu* (não sob o mesmo aspecto). A desconstrução alimenta-se desta im-possibilidade. Como salienta Fernanda Bernardo, ao referir-se à crítica de Heidegger, "a ética é, advoga uma disciplina tardia, derivada, determinada, pelo que a verdadeira questão, a que verdadeiramente suscita e alimenta o pensar, aquela que pergunta pelo sentido ou pela verdade do ser, é, naturalmente, mais originária do que a questão ética, preocupada com o simples morar do homem" [16].

A reserva derridiana, em relação à Ética, é na linha da objeção heideggeriana, uma reserva em relação à concepção tradicionalmente Metafísica da Ética, sendo aquela que não questionando a génese inquietante do pensar, a pensa como região do filosófico e surge como um "saber" de " bem-fazer", relevando-se como uma filosofia prática, como interpreta Fernanda Bernardo.[17] J. Derrida faz um apelo à desconstrução da Ética, desta concepção da Ética, como uma desconstrução, que implica o repensar da eticidade da Ética . Poderemos, assim, inferir que a "desconstrução" é uma desconstrução da Ética, que se confunde com o repensar da eticidade da Ética. A mão é Ética.

Daqui poderemos dizer que a hospitalidade sofre deste pensar sobre a eticidade. Vive de uma eticidade do acolhimento. J.

---

[15] Cf.J.DERRIDA/E.RODINESCO, *De quoi demain, ... Dialogue,* Paris, Éditions Galilée, 2001, p.153.

[16] Cf. F.BERNARDO, " A ética da hospitalidade ou o por-vir do cosmopolitismo por-vir (I)", in: Revista Filosófica de Coimbra, 10/20 (2001),p.354.

[17] Cf. F.BERNARDO, *Pas de démocratie sans déconstruction: Veiller à la démocratie. La démocratie à venir. Autour de Jacques Derrida* (sous la direction de Marie-Louise Mallet, Paris, Éditions Galilée, 2004, pp. 209-256.

Derrida descreve, em *De l'hospitalité*, que a moralidade objetiva supõe o estatuto social e familiar dos contratantes, a possibilidade para eles serem chamados pelo seu nome, de terem um nome, de serem sujeitos de direito, interpelados e passíveis, imputáveis, responsáveis, dotados de uma identidade nominável e de terem um nome próprio. Um nome próprio que não seja jamais puramente individual. Eu penso muito mais, sobretudo agora, na santidade, na santidade do Rosto de outrem ou na santidade da minha obrigação *ut sic*, tal como indica Fernanda Bernardo.

A Ética é uma relação de aproximação, de hospitalidade, de acolhimento da alteridade que, *ut sic* (enquanto tal), na sua irredutibilidade se manifesta como Rosto. Segundo Levinas, trata-se de uma relação que "re-define" não somente a Filosofia, como a Ética, que se manifesta como a "humanidade u-tópica" do homem: a Ética é a relação assimétrica do Outro ou a hospitalidade incondicional, como salienta Fernanda Bernardo, ao comentar o pensamento de J. Derrida[18]. Logo, a Ética será, segundo Lévinas, o "humano enquanto humano", que "alberga" o outro homem, na sua casa. Como bem refere Fernanda Bernardo, a Ética é, então, por um lado a vinda e o "acolhimento do outro", por outro, será uma exposição do sujeito e a sua aproximação no adequado acolhimento da vinda do outro[19] .

Poderemos dizer que a hospitalidade é a "excelência da desconstrução", segundo J. Derrida, uma vez que a desconstrução é uma experiência do impossível, isto é, do secreto do Outro ou da "diferença". A desconstrução, sendo um saber dizer "sim", será um responder à vinda do outro. A desconstrução é uma certa experiência do outro, invenção do impossível, como única invenção possível . A hospitalidade é um "vem do Outro a

---

[18] Cf. F. BERNARDO, " A ética da hospitalidade ou o por-vir do cosmopolitismo por-vir (I)", in: Revista Filosófica de Coimbra, 10/20 (2001), pp. 389-420.

[19] Cf. F. BERNARDO, *Ibidem*, pp.378-379.

Mim", tal como em Betânia (*Lc* 10,38-42). A mão, pela hospitalidade, desconstrói o outro, que vem a mim.

A Hospitalidade é uma Ética, dado que a desconstrução, como hospitalidade, confunde-se como uma vigília e surge como uma "meta-ética" ou como "ultra-ética". A Ética da Hospitalidade é uma outra Ética, é uma Ética da vigília, da cultura, da vida. Segundo J. Derrida, a desconstrução será imediata, intrínseca e incondicionalmente Ética, se por Ética se compreende a relação dissimétrica da hospitalidade incondicional, dada ao outro absoluto: o "visitante inesperado" em J. Derrida e o "rosto" para Lévinas.

Pelo pensamento de J. Derrida, é o "recém-chegado absoluto" (l'arrivant absolu). Este, pela solicitude de Betânia (*Lc* 10,38-42), foi Jesus Cristo como "infinito visitante". Ele chegou sem ser esperado, sem se anunciar. Ele era Jesus Cristo (*Lc* 10,38-42). Era o Desvalido no Caminho, pela "plesiologia esplacnofânica" de um Samaritano (*Lc*10,33), segundo a parábola do Bom Samaritano. No apotegma de Betânia, será Ele (o que chega) o "desvalido da esperança". É uma "vinda elpidofânica"[20].

J. Derrida diz que o "visitante inesperado", aquele que chega, a partir de si, da sua estranheza, sem se anunciar e sem ser convidado, isto é, aquele que, de rompante, chega sem horizonte, porque o horizonte é sempre o meu próprio horizonte, é sempre o horizonte de um Eu, de um mesmo ou de um próprio, de um visitante. É um visitante que pede, tal como na Solicitude de Betânia, o acolhimento e o respeito incondicionais, que, em Jesus Cristo, será sinónimo de "alteridade infinita".

O segredo do acolhimento, o idioma, o espetro e a morte determinam, no pensamento derridiano, esta alteridade absoluta, própria da singularidade, que se furta à apropriação, ao tocar, ao ver, ao acolher e ao dizer que será necessário bem acolher. Deverá ser uma hospitalidade sem reservas perante o anódino

---

[20] Cf. R.D.BORGES DE MENESES, *Homo Mendicans: da hospitalidade em Derrida ao acolhimento em saúde,* pp.213-219.

e o anonimato do outro (tal como "aconteceu "em Betânia). O apotegma de Betânia é uma "paranése" da hospitalidade.

A hospitalidade é simultaneamente uma construção e uma desconstrução. A hospitalidade terminará numa reconstrução entre o anfitrião e o *homo mendicans*. Entretanto, a desconstrução depende da "construção". Na hospitalidade, somente depois de haver a *oikia* (casa), então é que haverá "desconstrução do outro-estranho" pelo anfitrião. Deve revelar-se, na hospitalidade, como desconstrução, a construção intersubjetiva entre o anfitrião e o Desvalido no Caminho.

A hospitalidade é uma intersubjetividade simultaneamente construtiva e desconstrutiva. Interpretando o pensamento de J. Derrida, teremos de salientar que a hospitalidade surge como possibilidade do estar dentro ou no interior da possibilidade. Toda a hospitalidade, como possibilidade do im-possivel, será a possibilidade da desconstrução do outro-estranho, através do anfitrião, cabendo aqui a desconstrução do "host" (dono da casa) no "guest" (convidado, hóspede) e vice-versa.[21] A desconstrução tem como funcionalidade denunciar conteúdos da Metafísica, que operam no sentido de valorizar determinados princípios a partir da explicação dos seus opostos. Naturalmente, a desconstrução, segundo Audemaro Goulart, tem como caminho a busca de operações, que ponham a descoberto o modo como se processa uma vigorosa hierarquia no universo de uma leitura, mostrando que tais oposições são contradições e nelas se deve buscar a explicação do dissimulado[22].

Ao longo da sua obra, Derrida tentou demonstrar como a hospitalidade incondicional desconstrói a hospitalidade desejada do hóspede-cidadão, que pretende ser o mestre do lugar, onde ela oferece o lugar ao desconstruir uma espécie de ipsocracia, legada posteriormente na sua singularidade impossível

[21] Cf. J. DERRIDA, "Avances", Introdução a S. MARGEL, *Le tombeau du Dieu artisan*, Paris, Les Éditions de Minuit, 1995, 11-43.

[22] Cf. A.T. GOULART, *Notas sobre o Desconstrucionismo de Jacques Derrida*, Minas Gerais, PUC, 2003, pp.21-23.

do "otage" (refém), do recém-chegado, do antes mesmo da sua condição de cidadão e do antes da polis (cidade-estado) e, desta sorte, posteriormente a uma tal hospitalidade incondicional do antes e do depois da hospitalidade condicional ou jurídico-politica, que ela seja, como salienta Kant, cosmopolita e que se encontre como oportunidade para pensar e repensar, de outra forma, a ipseidade, a cidadania, o direito nacional e internacional.[23]

Pela nossa reflexão, a desconstrução é uma audição, uma decisão e uma recitação da Palavra. Finalmente, poderemos descrever a "desconstrução" como o acolhimento do acolhimento, bem como a hospitalidade da hospitalidade. É o "acolhimento puro". Na verdade, a desconstrução é abrir e fechar o texto e a realidade. É o tudo ou o nada da realidade e do texto. É, com efeito, o "talvez" do texto e da realidade. É o "talvez" da Palavra, da "audição da palavra" e de "ouvir o hóspede". Terminamos por dizer que a desconstrução tem um antes na "construção" e um depois na "reconstrução", para ela mesma surgir como desconstrução, pela síntese da realidade e do texto. Para J. Derrida, a desconstrução é a soberania da Palavra, é o poder da Palavra e, assim, assume-se como "ouvir a palavra"[24]. A mão executa a "palavra" através da escrita e da leitura. A mão está e reside na e com a "palavra".

---

[23] Cf. I.KANT, *Zum ewiegen Frieden,* Akademie-Textausgabe,Band VIII, 1923/1968, p.358.

[24] Cf. M. GOLD-SCHMIT, *Jacques Derrida,une introduction,* Paris, La Découverte, 2003, pp.20-45.

A MÂO E A ÉTICA:
valores morais

A mão refere-se como conduta ética, dado que esta foi feita para agir moralmente bem ou moralmente mal. Pela figura mítica de Caim, a quem Deus pergunta: Onde está o teu irmão Abel? Aquele responde: Não sei. Serei eu o guarda do meu irmão?

A resposta, na sua negatividade, é altamente reveladora de uma "responsabilidade", que Caim não "escolheu". Caim não pediu para ser responsável do seu irmão. É responsável d'Ele, como de todos os outros, em virtude desta fraternidade originária, que ultrapassa o parentesco. Biblicamente, Caim é incapaz de reconhecer a bênção, concedida ao seu irmão.

A narrativa veterotestamentária dá a entender que Caim não compreendeu que a presença de Abel era uma Aliança, porque é dele que recebeu a vida. Como dom, Deus ofereceu a bênção, à humanidade, pelos Patriarcas do Antigo Testamento. O eleito, ao recebe-la, oferece-a à comunidade e, finalmente, o não-eleito (Caim) deveria alegrar-se com a bênção e pela escolha que Deus faz do eleito. As mãos de Caim estavam ensanguentadas pelo assassinato de seu irmão Abel. Segundo A. Couto, Deus confia nos homens, no eleito e nos outros, escolhendo entregar-se a eles, a acolher e a oferecer a alegria da salvação. Daqui, a necessária responsabilidade de cada vértice do triângulo: Deus, o eleito e o não-eleito.[1]

O fundamento da responsabilidade, para E. Lévinas, reside naquilo que a "eleição" confere. Sentir-se como "eleito" é fazer parte da Aliança e ser único, como sujeito-escolhido, na condição de "refém". A eleição, expressão da responsabilidade, nomeia-se nas seguintes flexões: consumar-se, entregar-se, etc.

---

[1] Cf. A.J. ROCHA COUTO, *Como uma Dádiva, caminhos de Antropologia Bíblica,* Lisboa, Universidade Católica Editora, 2002, p.59.

A mão de Caim matou Abel. Foi a mão do mal, dado que a mão do bem estava com Abel, segundo os relatos do Antigo Testamento.

A mão, que trabalha a terra, chega rapidamente ao momento supremo dos dramas da vida, como aconteceu com Abel, o pastor, que contemplava as estrelas e apascentava o rebanho. Caim, o lavador, cultivava o solo. Ora, eis que este assassina seu irmão Abel. Com as suas próprias mãos, o homem abriu as portas à morte, não se contentando com temê-la e esperá-la, provocou a sua vinda. A partir deste momento trágico, começaram as duas estradas da história, porque, naturalmente, ambas convergem para o ponto, onde o homem, que partiu para ser como Deus, estando assim em "poder divino" (*eudaimonia*), descobriu-se afinal como um "demónio" (poder do mal).

Aqui temos uma Ética Fenomenológica, não normativa, que se apresenta como "ótica do divino", na busca de entrelaçar as mãos de Deus com as dos homens. A mão está presente na ética e na axiologia filosóficas, uma vez que será muito fácil, como comenta G. E. Moore, apontar alguns dos nossos juízos quotidianos, cuja verdade diz, sem dúvida, respeito à Ética. Sempre que dizemos: fulano é um bom homem ou cicrano é um traste, sempre que perguntamos : "Que devo fazer?", estamos no domínio da Ética.

Na esmagadora maioria dos casos, sempre que os termos de virtude, vício, dever, correto e incorreto, bem ou mal são objeto da "experiência moral", estamos a fazer juízos de natureza ética. Vamos guiados pela "mão da ética". Sendo assim, muitos filósofos , como definição adequada de Ética, a afirmação de que ela trata da questão do que é bom ou mau no comportamento humano. [2]

Naturalmente, a Ética ocupa-se da questão de saber o que constitui um bom comportamento, mas ao ocupar-se disto não

---

[2] Cf. G.E.MOORE, *Principia Ethica,* Traduç. do inglês por Maria Manuela Rocheta Santos e Isabel Pedro dos Santos, 2ª edição revista, Lisboa, Fundação Calouste Gulbenkian, 1999, pp.81-82.

começa obviamente pelo principio, dado que a noção de bom comportamento é uma noção muito complexa, necessitando da "mão axiológica", a fim de lhe acrescentar a dignidade e o valor das condutas.

Por este motivo, na linha de J. De Finance, S.J, poderemos descrever a Ética, como uma "reflexão categoricamente normativa do agir humano". Esta posição neoescolástica traduz uma possível relação entre uma Ética de Virtudes (Aristóteles e São Tomás de Aquino) e uma Ética do Dever (Kant, Frankena, Adela Cortina, etc.).

Desta feita, a Ética será uma "mão" da Filosofia Prática, que teve como ponto máximo, pela criação de uma Ética Hermenêutica, a unificação das éticas aretológicas com as éticas deontológicas, por um dos génios da filosofia do século XX, Paul Ricoeur, na sua obra *Soi-même comme un autre.* Como a Ética é uma disciplina filosófica, que estuda a dimensão moral da existência humana, refere tudo aquilo que se salienta como a "mão moral" relacionada entre o bem e o mal.

Daqui podermos dizer que a mão possui uma "dimensão prática", que tem a ver com um saber moral espontâneo. Esta realidade vem da qualidade moral das pessoas, que irá depender, por inteiro, da medida em que as suas ações sejam conformes com as normas objetiva (reta razão) e subjetiva (consciência) da moralidade. Estamos diante de uma "mão prática".

Mas, esta mão implica, também, o sentimento. Esta é uma mão, que se liga, naturalmente, através da dimensão teórica e prática. A" mão moral" implica atos, hábitos e costumes, que se manifestam ora como vício, ora como virtude.[3]Segundo a Axiologia, a "mão é dignidade", acrescentando valor a todo o trabalho, que faz, particularmente, na disponibilização de cuidados de saúde.

As mãos surgem como instrumento de sacralidade, mas podem virar-se contra o próprio homem, como diz J. Brun, uma

[3] Cf. L.RODRÌGUEZ DUPLÁ, *Ética,* Madrid, Biblioteca de Autores Cristianos (BAC), 2001, pp. 5-9.

vez que foi a mão que deu o homem, será grande a tentação de dizer que o homem deve, por seu turno, dar-se à mão e à *praxis*. Fica pois o problema de saber se os prometeísmos do utensílio, que fizeram da mão o momento da evolução, em que o homem se voltou para si próprio, não correm o risco de se transformarem em histerismos da mão, nos quais esta se pode voltar contra o homem, querendo terminá-lo.[4]

---

[4] Cf. J.BRUN, *A Mão e o Espírito*, p.65.

A MÃO E A POESIA:
significados literários

A mão sempre foi recitada e louvada por meio da poesia e a poesia muita coisa tem para nos contar sobre a mão, porque, ao fazer poesia, é sempre um agir manual. Na mão do homem, transparece, mais ou menos claramente, uma parte do tempo que é vivido e sentido por ele. Começando já pela poesia, como diz Germain Nouveau, no seu belo poema sobre as mãos: " *As* mãos dos operários/ as mãos dos mineiros/ Mostram o halo dourado dos céus sobre a sua pele nua/ A asa dos milhafres guarda em si o odor dos ribeiros/ E as mãos da Virgem um beijo da Lua".[1] A classe social está expressa neste poema, de tal forma que poderá ser revelada pela mão, e, assim, fala-se corretamente de mãos de aristocrata, de intelectuais ou de operários fabrís. Poderemos dizer, que estamos perante um poema, que reclama o sentido sociológico da mão. Poeticamente, a mão possui este sentido, que vai desde o aperto de mão até ao abraço, como sinal de profundo afeto. A mão traduz o cumprimento e a saudação entre os seres através deste sinal genuíno e puro, como canta o poema. A poesia é o outro lado metafísico da mão. A mão é uma *poiesis*, tal como encontramos na *Poética* de Aristóteles. O poeta Manuel Alegre escreveu um bonito soneto sobre as mãos, que transcrevemos e comentaremos:

Com mãos se faz a paz se faz a guerra
Com mãos tudo se faz e se desfaz
Com mãos se faz o poema – e são de terra
Com mãos se faz a guerra – e são a paz.

Com mãos se rasga o mar. Com mãos se lavra.
Não são de pedra estas casas mas

[1] Cf. G. NOUVEAU, "Les mains", in: *Poésies d'Humilis*, Paris, 1924, p. 46.

de mãos. E estão no fruto e na palavra
as mãos que são o canto e são as armas.

E cravam-se no Tempo como farpas
as mãos que vês nas coisas transformadas.
Folhas que vão no vento: verdes harpas.

De mãos é cada flor cada cidade.
Ninguém pode vencer estas espadas:
nas tuas mãos começa a liberdade.[2]

O soneto, género poético, criado provavelmente por Francesco Petrarca, com origem no termo italiano "sonette", pequeno som provocado por dois quartetos e dois tercetos (14 versos), escrito por Manuel Alegre, poeta português, termina com uma relação entre as mãos e a liberdade. As mãos, entre lutas e batalhas, são "liberdade".

As mãos permitem ao ser humano exercer a capacidade de autodeterminação nos seus direitos e garantias. A mão é a grande auxiliar para trilhar os caminhos da liberdade. Ninguém, como salienta Manuel Alegre, numa revolução ou numa prisão, conseguirá vencer as nossas mãos, porque estas traçaram os caminhos da liberdade. No segundo terceto, Manuel Alegre descreve as mãos como farpas definidas pelo tempo, porque, pelas mãos, *tempus omnia vincet* (o tempo vencerá todas as coisas). As mãos são farpas de vida, de luta, de ação, de condutas, de tarefas, e, ainda, de liberdades ...

No segundo quarteto, temos um hino, quando o poeta refere que: " no fruto e na palavra, as mãos são o canto e são as armas". As mãos fazem a palavra escrita e permitem a palavra falada, porque com as mãos lavramos a terra com o arado, por isso das mãos e do trabalho do homem surgem os frutos da Terra,

---

[2] Cf. M. ALEGRE, "As mãos", in :*Obra Poética,* 3ª edição, Lisboa, Dom Quixote, 2000.

que se transformam em pão e vinho, alimentado o corpo (como nutrientes energéticos) e alimentam a alma (pela Eucaristia).

Será remando com as mãos, que rasgamos os mares, nunca dantes navegados, pela lusa epopeia, que o poeta maior celebrou, pela épica, na obra dos *Lusíadas*. Manuel Alegre, neste quarteto, celebra os descobrimentos marítimos, devido às mãos de Vasco da Gama e de Luís de Camões. Um pelas mãos navegou contra marés e tormentas; o outro navegou com mãos a epopeia escrita, o poeta símbolo da portugalidade.

O primeiro quarteto é uma introdução ao papel e à vida das mãos nas nossas vidas, ao dizer:" com as mãos tudo se faz e tudo se desfaz". Sem ser plágio, C. Galeno, no sua obra *De partium usu,* já o tinha escrito... E é bem verdade, porque a mão humana é a instrumentalidade do fazer e do desfazer, que pode ir da paz à guerra, como também o afirmara C. Galeno.

O soneto de Manuel Alegre é um belo hino sobre as nossas mãos, porque, também, bem poderia ser um hino à Revolução dos Cravos (25 de Abril 1974).

Segundo o poema do poeta português, Eugénio de Andrade sobre as mãos, descobrimos o sentido estético, em " Até Amanhã"[3]:

Aqui estão as mãos.
São os mais belos sinais da terra.
Os anjos nascem aqui:
frescos, matinais, quase de orvalho,
de coração alegre e povoado.

Ponho nelas a minha boca,
respiro o sangue, o seu rumor branco,
aqueço-as por dentro, abandonadas
nas minhas, as pequenas mãos do mundo.

---

[3] Cf. E. DE ANDRADE, "Sobre o tema Mãos; Provérbios sobre o tema Mãos", in: Até Amanhã, 19 Jan 1923 // 13 Jun 2005 ; 14 Textos 30 Poemas 38, texto "online", consultado, pelo Google, a 25/08/2018.

Alguns pensam que são as mãos de deus
— eu sei que são as mãos de um homem,
trémulas barcaças onde a água,
a tristeza e as quatro estações
penetram, indiferentemente.

Não lhes toquem: são amor e bondade.
Mais ainda: cheiram a madressilva.
São o primeiro homem, a primeira mulher.
E amanhece.

Quando se lê este poema de Eugénio de Andrade, até parece que estamos diante de um poema lírico. Sendo os mais belos sinais da terra, cantam a *Magna Mater*, onde nascem os anjos, estes, como espécies celestes, estão junto do Eterno, ajudando Deus-Pai , no *quia venturus est*, narrado pelo Apocalipse de Patmos. Este poema distingue bem as mãos de Deus das mãos dos homens. Se as mãos de Deus "criam", então as dos homens "recriam", ora pela ciência, ora pela tecnologia.

O lirismo continua, em Eugénio de Andrade, pelo papel desempenhado pelas mãos humanas: " ... eu sei que são as mãos humanas, porque são trémulas barcaças, onde a água, a tristeza e as quatro estações penetram, indiferentemente". Poderíamos dizer que as mãos são feitas pelos quatro elementos de Empédocles de Agrigento: Ar, Água, Terra e Fogo. Estes quatro, provenientes da Filosofia Pré-socrática,[4] estão presentes no poema de Eugénio de Andrade.

O poeta não fica por aqui, terminando com uma referência ao livro do *Genesis,* indo até ao sentido da narrativa folclórica de Adão e Eva, quando diz: " as mãos são o primeiro homem e a primeira mulher". As mãos são virtuosas, são dons de um outro Dom... Estão cheias de amor e de bondade. As mãos são amor, possuem um cheiro a madressilva, como reza Eugénio de

[4] Cf. G.S. KIRK; J.E. RAVEN, *The Presocratic Philosophers,* Cambridge, At the University Press, 1969, pp.320-360.

Andrade. Toda a lírica está nas "mãos", seja de Deus, seja do homem. Umas não são sem as outras. As mãos fazem "amanhecer" ... As mãos são um outro dia, um novo dia ...

As mãos talentosas, além de fazerem a música, e todas as demais artes, poderão governar bem uma nação, através de regimes democráticos, como determina a Filosofia da Politica, pese embora o contrário, onde as mãos cruéis e insensatas prefiram uma ditadura.

Para o bem ou para o mal, as mãos executam a política, podendo construir, por atos eleitorais, o progresso dos povos, através de um sustentado desenvolvimento. O último terceto termina dizendo que, pelas mãos, se vai transformando o mundo, porque, tal como refere o Antigo Testamento, as mãos que louvam, encontrarão nas crenças e na religião o verdadeiro caminho.

As mãos livres, que, também, devem existir na política, segundo o primeiro quarteto, edificam casas, constroem estradas, preocupam-se com o bem comum dos cidadãos, fazem obra pelo seu labor e pela sua inteligência. São mãos solidárias e construtivas. As mãos dos políticos deverão ser as mãos do bem comum e do serviço à causa pública.

As mãos bondosas são aquelas que trabalham com um coração de carne e as maldosas são as que trabalham com um coração de pedra. Aqueles que possuem um coração de carne têm mãos caridosas e carinhosas, são mãos solidárias.

Este poema, além de se apresentar como poema ético, surge essencialmente como poema de cariz teológico, em virtude de descrever as mãos caridosos, reflexo do hino da caridade (amor ao meu próximo) de Saulo de Tarso, o Apóstolo Itinerante, na 1ª Carta aos Coríntios (13, 1-8). O poema fala-nos das "mãos agápicas", mãos essas que servem a Deus e ao próximo.

São as mãos que traduzem uma "vivência cairológica", dado que fazem carinho, aconchegam, confortam e abençoam. As mãos são não só vivências espirituais, como também vivências carnais. Possuem os dois lados. O lado da bondade e o lado da maldade. Representam sempre esta dualidade da conduta e dos fazeres do ser humano. Fazem e trazem humanidade. São o símbolo da "dimensão hamartiológica" (maldade) e símbolo da "dimensão agápica" (bondade caridosa).

As mãos, pelos gestos, fazem afirmações e negações. As mãos são lógicas ... Indicam o sim e o não da nossa vida. As nossas vidas precisam das suas indicações, servindo de sinal, pelo indicador da mão. "Salve" às mãos, porque salvam vidas e dão vida à vida. Fazem muitas coisas, ora boas ora más. Mas, as mãos são sempre vida e viva a elas ... Os nossos "sins" e os nossos "nãos" fazem as nossas mãos.

As mãos, ao serem lógicas, permitem a criação de semânticas. Por isso é que são lógicas: definem predicados, quantificadores, cálculos, determinantes, etc. Permitem o "labor formal" (fazem matemática e geometria) e o "labor material" (fazem as artes). Ajudam, auxiliam, desde a Medicina e Enfermagem, até à Música e às outras artes. As mãos laboram, porque foram feitas para "laborar". As mãos são *labores* (trabalhos). As mãos sustentam, no dia a dia, o *tripallium*, termo latino, que originou nas línguas itálicas, o termo e conceito de "trabalho", comum a todas as línguas românicas, que é aquele "bem árduo", aquele bem que custa. As mãos exprimem, pelo seu labor, o "bem penoso" dos nossos trabalhos e das nossas vidas.

Maria, mãe de Jesus, "com seu tremendo amor", como refere o poema, é *theotocos* (em seu útero trouxe Deus à humanidade). Maria, mãe de Cristo, "co-redentora", permitiu, pela encarnação do Verbo, a soteriologia do homem e do mundo. Esta redenção, trazida por Maria, como salientada por outros poemas e poetas, é uma nova criação da humanidade em seu Filho Unigénito: Cristo Jesus.

Devemos dizer que há poemas "trinitários", ao referir o significado, a bem do homem e do mundo, da vida da Santíssima Trindade, através de Maria, que com suas mãos, em Nazaré, ajudou e acarinhou a José e a Jesus Cristo. O carinho das mãos começou, começa e começará nas mãos trinitárias.

As mãos fizeram-se, também, para a oração. Com as mãos adoramos, rezamos, recitamos um Salmo ou seguimos a celebração da Eucaristia, como oração comunitária do Povo de Deus ou, então, prestamos o nosso "bom agradecimento", pelo pão e bebida de cada dia, por cada dia de poesia ou por cada redenção, pelas nossas mãos, dos desvalidos da vida.

São mãos que trabalham o arado e colhem, com as mãos, os frutos da terra e do trabalho do homem, que estará presente nas oferendas da Missa. As mãos do homem edificam a habitação, pelo uso dos blocos e pela formação de paredes e janelas, com a ajuda da Engenharia Civil e da Arquitetura.

Como referem muitos outros poemas, muitos são aqueles que são levantados do chão, devido à dor e sofrimento, com as mãos de outros, tendo como paradigma a parábola do Bom Samaritano, onde encontramos o Desvalido no Caminho para a Cruz (Jesus Cristo), pela narrativa-conto, segundo S. Lucas (*Lc* 10, 25-37). As mãos terminam com uma alusão às "mãos" como perdão. As mãos são compaixão.

Segundo a parábola de Lucas, as mãos são uma "instrumentalidade esplancnofânica". As mãos são os *rahamim* (comoção das vísceras) do nosso perdão e da nossa conversão a Deus e aos irmãos. As mãos pedem perdão, porque são o sinal do perdão. Naturalmente, através das nossas mãos, atualizamos as sete obras de misericórdia corporais (dar de comer a quem tem fome, dar de beber, vestir os nus, dar pousada aos peregrinos, dar esmola ao pobre, etc.) e as sete obras de misericórdia espirituais.

As nossas mãos falarão no dia do Juízo Final, porque as nossas mãos são "misericórdia". Por tanto sofrimento e por nossos pecados, pediremos o perdão de Deus, atualizando o "setenta vezes sete", como cabalística bíblica, para dizer: perdoar sempre ... As mãos pegam em armas e matam e destroem homens e habitações. Mas, assim são as mãos, que tanto matam, quanto curam.

Pela vida das "mãos", poderá nascer a mais bela amizade, tal como é cantada igualmente pela poesia. A amizade cristalina do poema é a amizade de benevolência feita vida pela ação da mão, no cumprimento e no abraço de estima e de dedicação. O Filósofo, também, salienta a amizade utilidade e de prazer, tendo sido categorizadas por I. Kant, na sua obra *Anthropologie*, da forma seguinte: amizade ética, amizade pragmática e amizade estética.

Sob uma forma dialética, primando da tese à antítese, alternadamente, serão as mãos angelicais (as virtuosas) e as infernais ou malignas, aquelas praticam o bem, estas praticam o mal, e ainda as mãos severas e as mãos ternas. A todas estas mãos, os poetas vão atribuindo qualidades aretológicas ou hamartiológicas.

São mãos morais, que ou praticam o bem ou praticam o mal. As mãos possuem missões, que vão desde exortar à vida virtuosa, até embalar as crianças nos berços, tal como recitar, de quando em vez, recitar alguns poemas, em atitude de oração. Pelas mãos, temos atos que celebram a vida e dão vida, tal como se verifica em Saúde Materno-infantil. Pela bênção das mãos, celebra-se uma acústica da alma e, simultaneamente, uma realidade sacramental. Em todos os sete sacramentos, pela sua liturgia, lá está a mão divina a abençoar.

O poeta Eugénio de Andrade, em *Desde a Aurora*, escreve o poema "Mãos da Noite": *Como um sol de polpa escura/ para levar à boca, / eis as mãos:/ procuram-te desde o chão, /... / entre os veios do sono/ e da memória procuram-te:/ à vertigem do ar/ abrem as portas:/... / vai entrar o vento...*"[5].

Novamente aqui temos o sentido do lirismo do poeta, que descreve as mãos como um Sol, que ilumina o dia e como aquele que nos aquece. De facto, as mãos são como um Sol, que aque-

---

[5] Cf. E. ANDRADE, Sobre o tema Mãos; Provérbios sobre o tema Mãos", in: Até Amanhã, 19 Jan 1923 // 13 Jun 2005 ; 14 Textos 30 Poemas 38, texto "online", consultado, pelo Google, a 25/08/2018.

ce e arrefece o nosso coração e as nossas vidas, desde as labutas, até à carícias pela ternura das nossas mãos.

Elas abrem as portas a muitas coisas na nossa vida e nas nossas condutas. São um ar fresco, que nos dão a vertigem do fazer, do agir e dos saberes. As nossas mãos, segundo Eugénio de Andrade, também fazem entrar o vento, que areja e refresca as nossas condutas e as nossas vivências. As nossas mãos refrescam o ser das coisas e das tarefas diárias.

Na obra *Charneca em Flor*, Florbela Espanca[6] escreveu um poema sobre: "As Minhas Mãos", que reza assim: *"As minhas mãos magritas, afiladas,/ Tão brancas como a água da nascente,/ Lembram pálidas rosas entornadas/ Dum regaço de Infanta do Oriente.// Mãos de ninfa, de fada, de vidente,/ Pobrezinhas em se..."*.

As mãos, adornadas com figuras de palavra e de pensamento, segundo a Estilística, são como aquelas mãos inspiradoras, ora de fadas, ora de ninfas. As mãos estão carregadas de mitologia e surgem, embora parecendo pobrezitas, ricas, muito ricas, porque são elas que nos lançam no poema e são poema. Para Florbela Espanca, que faleceu em 1930, ainda nova, lembram-nos simbolicamente o sentido da realeza das nossas mãos, como as mãos de Infantes, de Príncipes ou de Reis ... As mãos magras e afiladas, mas também existem mãos gordas e cheias. A poetiza compara-as à brancura da água das nascentes. São fonte de vida e princípio de todas as coisas, porque todas as coisas são de água, como escreveu o filósofo pré-socrático: Thales de Mileto[7].

---

[6] Cf. Florbela Espanca, *Charneca em Flor,* NEAD, Unama, Belém, Pará, pp. 6-7.

[7] Cf. G.S. KIRK; J.E. RAVEN, *The Presocratic Philosophers,* pp. 74-95.

CONCLUSÕES

Múltiplas serão as conclusões a retirar deste estudo sobre a "mão", que poderão ser enumeradas da forma seguinte:

1 - A mão implica uma "dimensão poiética". Todas as artes, das mais simples às mais complexas, exigem o labor das mãos. Estas cooperam no *fieri* (fazer-se) das coisas. Desde as ciências duras até à tecnologia, a mão é essencial. A mão é a vida e expressão fundamental do *homo faber,* desde a descoberta do fogo (para cozinhar, para iluminar, para provocar um incêndio, etc.) até à escrita (da sua forma arcaica até à Internet). A mão manifesta-se como vida de todo o "fazer".

Foi quando o *homo erectus* passou a *homo sapiens,* que a "mão" adquiriu o valor e sentido de força, poder, instrumento de trabalho e de produtividade braçal. Ao passar para *homo sapiens sapiens,* começa a surgir o alfabeto, a escrita, a ciência e tecnologia, sendo a *mens et manus* (a mente e a mão) os principais instrumentos da produtividade laboral e intelectual do ser humano. Assim, a "mão" é a maior e mais importante auxiliadora da razão, sem aquela, esta deixaria de realizar e produzir pensamento, sabedoria, ciência e artefactos;

2 - A mão cria uma "dimensão plesiológica". Quando se dá um abraço, quando se dá um aperto de mão, estamos na simbologia dos cumprimentos, que são essenciais para traduzir o sentido da amizade. A mão é proximidade do outro. O outro torna-se eu e convive com o terceiro, e com a vida do dia a dia, por meio das mãos.

A proximidade significa aproximação que, primordialmente, é contacto e não equacionamento intelectual do contactado. Com a proximidade cria-se um novo espaço. A mão determina o espaço da proximidade. Com a mão, damos prioridade ao outro sobre mim. Esta encontra o seu paradigma na parábola do Bom Samaritano (*Lc* 10,25-37);

3 - A mão determina uma "dimensão eleética". Trata-se, pois, de referir "a mão estendida para dar a esmola". A misericórdia precisa da mão e a mão precisa de misericórdia. Esta dimensão teológica é dom e vem de fora para dentro do coração do homem. Segundo a Teologia Bíblica, é oferecida pelo Pai das Misericórdias, assinalada pela parábola do Filho Pródigo, segundo o evangelho de Lucas. A mão é elemento de ternura, como se expressa pela parábola do *Homo Viator;*

4 - A mão surge como "dimensão orante". Esta encontra-se e é dada pela Ascética e pela Mística, estando as mãos postas para rezar e exercer uma oração, ora de meditação, ora de súplica. As mãos são elevadas ao céu, em jeito de petição a Deus. É a força da mão, porque a oração é a força que vence a Deus;

5 - A mão é uma "dimensão mímica". Toda a linguagem gestual é exercida pela força e coragem da mão. A linguagem mímica tem, como essência e existência, o dinamismo da mão. Trata-se, sim, de uma linguagem simbólica e útil em Terapia da Fala e do Gesto;

6 - A mão tem uma "dimensão estética". Esta dimensão vai desde o tato até às expressões das artes, da música ao cinema, passando pela pintura. As artes são notoriamente vivências da e com a mão. A mão é um *proprium* da arte;

7 - A mão define-se numa "dimensão clínica". Esta está presente em toda a vida clínica, da Enfermagem à Medicina, da Semiologia à Cirurgia, das análises às terapêuticas, etc. A mão é a grande essência de todas as especialidades clínicas, para qualquer profissional de saúde. Tornou-se, portanto, a mão como sinal privilegiado dos cuidados de saúde. Desde a entrada e/ou saída de um hospital ou centro de saúde, vivemos sempre com a "mão", para o bem ou para o mal do doente;

8 - A mão apresenta-se como "dimensão holística" do corpo humano, a qual está presente em todos os fazeres da vida humana, da vida artística até à vida clínica. Toda a profissão em saúde participa da mão e com a mão.

O exame físico do doente, holisticamente, *e capite ad calcem* (da cabeça aos pés), é percorrido pela mão do clínico (Enfermagem e Medicina), criando variados sinais, como exemplo: Blumberg, Atman. Mac-Burns, Grot- I e Grot- II, Hoffman, etc.

As técnicas de palpação, em Semiologia Clínica, são o mais acabado exercício, em que a mão do profissional de saúde perpassa todo o corpo do doente, para determinar sinais clínicos, que o orientem para um diagnóstico. A mão realiza um bom exame físico do doente. A mão é um momento semiológica importante de toda a vida clínica;

9 - A mão possui uma "dimensão fisiológica", que impregna todas as atividades funcionais do corpo humano e constitui caminho para criar e recriar novas atividades clínicas, consoante o domínio das especialidades dos profissionais de saúde. A dimensão fisiológica está na dependência da Anatomia Humana;

10 - A mão caracteriza-se por uma "dimensão comunicacional", na relação com as pessoas, quer sejam sãs, quer sejam doentes, no trabalho privilegiado e duradoiro pela disponibilização de cuidados em saúde. Além disto, também, gera comunicação entre as duas mãos.

Trata-se, pois, simultaneamente, de intracomunicação e intercomunicação. A comunicação tem tanto de racional, quanto de manual, sobremaneira sempre que seja integrada na vida clínica, através da relação doente/profissional de saúde;

11 – A mão refere-se numa "dimensão química". Através da Química Orgânica, temos um brilhante exemplo do papel da "mão" na isomeria dos compostos orgânicos. Esta "dimensão da quiralidade" é uma qualidade fundamental em Química. A alquimia foi aplicada e exercida ora pela quiromancia, ora pela magia, traduzindo-se em atividades hipnóticas, segundo a História da Medicina;

12 – A mão postula uma "dimensão silenciosa", a qual se faz mesmo que falemos e conversemos sobre alguma coisa ou acontecimento. A mão executa silenciosamente as coisas e dá

e recebe em silêncio. A mão, com o silêncio e no silêncio das coisas, está sempre nas vidas e na oração;

13 – A mão possui a "dimensão da mobilidade", porque as coisas mudam de mão em mão. Ao mudarem de mão, elas criam um novo tempo e um novo espaço, que será o espaço e o tempo manuais, realizado por diversas circunstâncias, que tornam a mão cada vez mais móvel. A mão move-se e remove ao lavar, na atividade lúdica dos mais variados desportos, como: basquetebol, voleibol, e, até mesmo, no futebol. Na verdade, a mobilidade da mão poderá ser positiva ou negativa;

14 – A mão realiza-se numa "dimensão higiénica". Esta é fundamental para manter uma boa sanidade individual, visto que implica uma relação Eu-Tu, a qual é simétrica segundo Martin Buber e surge como assimétrica, para E. Lévinas, uma vez que a mão poderá ter, ao longo do tempo, simetrias e assimetrias.

Esta dimensão, além de ser clínica, não só para manter a higiene individual dos doentes, como também a da coletividade, tem algo de religioso, porque o termo grego "higiene", segundo a mitologia clássica, significa a deusa da saúde ou do bem-estar.

A mão foi feita para manter e conservar a saúde. Os movimentos clínicos da mão dão saúde. A mão é para o bem-estar individual e coletivo. A mão vive para a higiene, não havendo higiene sem a mão. Esta torna-se uma dimensão essencial, porque lava e limpa todo o corpo;

15 – A mão pratica-se numa "dimensão ética e axiológica". Trata-se, pois, da dimensão moral da mão, que nos poderá levar ao assassinato ou ao roubo, segundo a Filosofia Prática, pela prática de crimes, ou ao pecado, segundo a Teologia Moral. A dimensão ética poderá indicar a mão , ora na virtude, ora no vício, como "mão moral".

A "mão moral" é uma mão normativa, porque tanto poder ser "punitiva" (as palmadas que os pais infringem nos seus filhos, em reprimenda por más ações), como poderá ser "salvífica", como foram os suplícios, no Gólgota, segundo as narrativas históricas, pelos quatro evangelhos do Novo Testamento, a que esteve sujeito Jesus Cristo, pela Paixão e Morte, confirmadas por Pôncio Pilatos, pela mão de Deus-Pai, porque teologicamente, segundo a Soteriologia, tratou-se de uma "morte expiatória", por causa das mãos dos homens, em seus pecados e crimes, decretada como redenção da humanidade pelo Pai das misericórdias, a fim de ser misericordioso para com todos nós, numa humanidade, que estaria perdida para sempre, não fosse este ato, como "nova criação", realizado pelas mãos de Jesus Cristo.

A chamada "mão moral" determinao agir humano, segundo a Moral Kantiana, do "dever" (pflicht), que é definido, pelo deontologismo kantiano, " ... a necessidade de fazer uma ação pelo respeito pela lei", tal como vem descrita na obra *Grundlegen zur Metaphysik der Sitten* (Fundamentos da Metafísica dos Costumes).

Assim, o "dever" indica, duplamente, a presença da lei moral, como uma representação compulsiva em nós, que poderá ser transgredida, mas não negada, e a clivagem, que essa lei exerce sobre as nossas inclinações. Por esta razão, o dever inclui *per se* o conceito de "boa vontade" (guter Wille).[1] A "mão moral", verdadeiramente, é a nossa consciência, bem formada, acompanhada da "sabedoria prática", bem definida por Aristóteles, na *Ética Nicomaqueia*, pelo termo grego *phronesis* (prudência, segundo Cícero e pela filosofia da *Stoa*);

16 - A mão, como "poema", é um bom "instrumento catártico", dado à humanidade por Jesus Cristo, na Cruz. Os cravos e as chagas, nas mãos de Cristo, são tantas vezes lembrados pela poesia, particularmente de Frei Agostinhos das Chagas e tantos outros poetas, nacionais e internacionais, porque a mão faz poemas e a mão é poesia. A mão, nas suas ações, é poema e descreve-se em poemas, uns inscritos e outros escritos, no coração do homem;

---

[1] Cf. I.KANT, *Fundamentação da Metafísica dos Costumes,* Traduç. do alemão por Paulo Quintela, Porto, Porto Editora, 1995, p.108.

17 – A mão descreve-se como "quirofenomenologia". Aqui temos um quadro de dimensões da mão, que cobrem todos os domínios de atividades, na procura de melhor descrever todas as aparências da instrumentalidade da mão, definidoras de uma nova "quirofenomenologia".

A mão desenvolve, desta feita, uma "quirofenomenologia", para todos os saberes, ora teóricos, ora práticos e, ainda, os de carácter poiético, como sendo os mais significativos, pela quiromancia e pela grafologia. Como a quiromancia, no pensar de J. Brun, o evolucionismo é iniciado, na medida em que procura ser um conhecimento da origem.

Todavia, tal como a "quiromancia" pretende ler o futuro nas linhas da mão, da mesma forma o evolucionismo não se contenta com buscar, na estrutura da mão, as origens do presente, leia-se do passado, mas encontra nela tudo aquilo que transportam o futuro da humanidade. A mão é uma "quirologia", que vai desde a Medicina, até à Teologia e à Filosofia, passando pela Psicologia;

18 - Teilhard de Chardin verificou, por um lado, que o homem moderno já não sabe o que fazer com o tempo e com os poderes, que desencadeou com as suas mãos e que, por outro, os homens de hoje sofrem, mais do que nunca, e assim continuarão, do "mal do espaço-tempo", originado pela enormidade do Espaço e da Duração, que os envolve.

Para que o homem não sucumba ao pessimismo de todos os "para quê?", será necessário que o Tempo e o Espaço sejam humanizados, por uma reflexão, que encontre neles uma fisionomia e uma força criadora, capazes de transformar o mal-estar em alegria, visto que isto é possível, segundo o Padre Jesuíta, porque se não se vir a evolução, apenas como uma hipótese zoológica, antes teremos a própria dimensão do Universo.

O homem, através das suas mãos, não será, nem o simples observador da evolução, nem um simples fruto desta, mas o ramo mais avançado do principal trono da árvore da vida terrestre.[2]

Com as mãos, o mundo tem mudado, o mundo continuará a evoluir, em todos os ramos do saber. Todos eles necessitam das mãos, dando valor e sentido a todas as atividades, quer humanas, quer sobrenaturais, do ser humano.

Sempre que, com a mão, o homem toca, tenta emigrar da sua corporeidade para ir ao encontro do outro, terminando tal experiência com um regresso a si mesmo, regresso carregado de afetividade e talvez de dramas, já que pelo tocar, o homem é incessantemente reenviado ao seu Eu. É que o tocar é o único dos nossos sentidos, que é encarregado por aquilo a que E. Minkovski chama "um elemento de reciprocidade", porque tocar é, ao mesmo tempo, ser tocado por aquilo, que se toca, dado que a mão não pode tocar sem ser, ela própria, tocada[3];

19 - Pela mão que toca, o eu dirige-se ao outro e pela sua mão tocada volta a si. A mão, que toca, constitui, juntamente com a linguagem, a suprema tentativa de ser tudo, para abolir a separação espacial, fisicamente vivida, por cada eu, que encarna sempre um *hic et nunc* (aqui e agora), de que se não poderá despojar.

Pela mão que toca, e quer tocar, o homem explora o campo do mundo, que a diáspora dos seres desenrola e na qual ele se move. Ao longo da sua busca de profundidade, a mão está condenada a permanecer à superfície dos seres e das coisas, porque ela poderá criar muito mal a si e ao mundo.

Logo, a mão, que agarra, pela sua qualidade de preensão, visa compreender. Mas a mão, que toca, espera chegar a conhecer.[4] A mão surge, portanto, ao mesmo tempo, como aquilo com que tentamos agarrar e como aquilo com que e no que somos agarrados; é aquilo com que tentamos tocar e aquilo por que

---

[2] Cf. T. DE CHARDIN, *Le phénomène humain,* Paris, Seuil, 1955, p.280; p.252.

[3] Cf. J.BRUN, *A Mão e o Espírito,* pp.128-129.

[4] Cf. *Ibidem.*

somos tocados. Este órgão-obstáculo abre-nos um caminho no mundo e ao mundo e permite-nos acariciar a ausência;

20 - Todavia, enquanto o olho não pode mergulhar para lá do horizonte, que procura conquistar e permanece incapaz de mimar o que não vê. A mão tem o privilégio único de dar forma ao informe e de esboçar, pelo gesto que descobre e desenha, uma nova via de acesso, para aquilo que, afinal, ela procura, ou seja, o intangível.

Esta tangibilidade e intangibilidade da mão, no modo como está, privilegiadamente trabalha nos cuidados de saúde. O clínico, pela sua mão, deseja os cuidados do doente, a fim de alcançar o bem da deusa romana *salus* (bem-estar, saúde) do mesmo doente.

Naturalmente, o homem fala com as mãos, em " linguagem mímica", tal como pode gesticular com a voz, mas o que importa caracterizar é que a mão será apenas a serva da voz e que a "mímica" da mão, que fala, não é unicamente uma segunda linguagem, que traduziria a outra, a substituiria ou a quem serviria como simples auxiliar.[5]

Não obstante, se se faz da mão humana o momento essencial do curso das coisas, em que a evolução se pôde transformar, em história, se se vê na mão o que permite ao homem prolongar a sua preensão num empreendimento, será possível esperar desta o domínio de um tempo transformado em "antropodiceia" (justificação filosófica do homem) pela "mão", em que o *homo sapiens sapiens* genericamente assume, ultrapassando-se as finalidades e todas as causalidades dos indivíduos e do mundo[6];

21 - Como pensa J. Brun, da ambição humana nasceram as ciências humanas, e as ditas duras, que se poderão prolongar em tecnologias ou, mais precisamente, em técnicas do homem e para homem e sobre o homem, à custa do esforço da *mens et manus* (mente e mão).

Com isto queremos rematar este estudo, dizendo que foi com a mão, que pensamos e o escrevemos, pela Internet, sobre

---

[5] Cf. *Ibidem*, p.178.

[6] Cf. *Ibidem*, p. 192.

a fenomenologia da mão, que, hoje em dia, é uma terceira mão, para celebrar a vitória da mão, ora em toda a atividade laboral, ora em toda a atividade científico-tecnológica, de tal forma que a "mão humana" procurará tomar em mãos, as mãos dos próprios homens.

Tudo isto porque a mão explora não só os tempos e as distâncias do mundo e dos mundos, como também o limiar, que encontrará no fim dessa busca, fazendo com que o homem descubra a dimensão adequada e profunda, em que mergulha o seu *hic et nunc,* visto que, juntamente com M. Heidegger, encontramos a mão como um "mit-sein", porque a mão apoderou-se dos seres vivos e das coisas, a fim de as refundir na compreensão e na extensão dos conceitos, abrindo caminho a todos e para todos os saberes da humanidade criadora e recriadora. A mão cria e recria constantes novidades, estando sempre predisposta à inovação laboral, artística e clínica, etc;

22 - A mão cria forma e dá forma às coisas e às nossas ações e aos afazeres quotidianos. A mão, além de ser o esplendor do corpo humano, é o *splendor* da diversidade, por causa dos cinco dedos de cada mão. A mão é o belo e o sublime da preensão, expressas pela Morfologia do Corpo Humano.

Na perspetiva de J. Brun, a mão, que visa tocar o ponto comum da ausência e da presença, encarna numa existência localizada, datada, frágil e perecível. Por ela, o homem redescobre o itinerário, que o seu ser lhe dá, mas não pode percorrê-lo até ao fim.

Há, pois, uma história da mão, mas não é a que os evolucionistas quiseram escrever, dado que uma tal história não está inscrita, de uma vez por todas, na morfogénese de um vertebrado, que teria conseguido chegar à conquista da posição vertical: *homo sapiens.*

A história da mão deve ser feita e refeita sem cessar por aquele a quem ela pertence. [7] A mão é história e faz história, devido

[7] Cf. *Ibidem,* p. 196.

ao sentido de preensão instrumental. A mão escreve a história, relata factos e faz história de si mesma;

23 - Numa tal experiência, a mão descobriu uma nova vocação. Já não é o órgão da preensão, nem do gesto, nem do tocar, torna-se o "órgão do surgimento". Poder-se-ia dizer da mão do homem, que ela é, ao mesmo tempo, a verdade e o erro. Será a verdade, na medida em que agarra, maneja e forma. Será o erro, na proporção em que crê que pode ou poderá agarrar tudo, manejar tudo, reformar tudo, etc. A mão apresenta-se como um intermediário e como mediador das coisas, das ações e das tarefas da vida.[8]

Com a sua mão, o homem agarra-se ao que não pode segurar e agarra-se duplamente. Agarra-se-lhe porque as suas mãos tendem para o que se inicia através das presenças; agarrar-se a alguém é agarrar-se àquilo que desse alguém transparece, o que ele é e o que não é e que não podemos nomear, nem tocar. Em definitivo, será perante o mistério, onde reencontramos a presença e a ausência, que a mão pára, tal como a palavra.[9] Mas, a mão é uma "palavra poiética", como poema da vida e das tarefas clínicas, na disponibilização dos cuidados de saúde.

A mão pode ser dada como a verdadeira medida do homem. Logo, será simultaneamente aquilo com que o homem mede e aquilo com que se mede. Entretanto, será o melhor exemplo que se pode dar para ilustrar a distinção feita por Platão entre duas *metreticas* (palavra grega, que significa uma unidade de medida, entre duas entidades, bilateralmente considerada). Porém, a mão foi medida a partir da qual o homem definiu unidades primitivas. É assim que o polegar, o dedo, o punho, a palma da mão, a pitada, serviram, desde as civilizações sumérias e egípcias, até à Grécia Clássica e à Roma Imperial, para avaliar comprimentos ou volumes.

Todavia, a mão viva dá ao homem uma "outra medida", completamente diferente. M. Heidegger esclarece que uma tal medida, que se manifesta sem ser conhecida, é precisamente o

---

[8] Cf. *Ibidem*, p.202.

[9] Cf. *Ibidem*, pp.186-187.

que escapa à mão e que, entretanto, esta procura, ao dizer: " Medida estranha (a da mão) no modo de representação corrente, e, também em particular, para todo modo de representação simplesmente científica, em caso algum é uma régua ou uma toesa, que se possa tomar em mãos; mas, em verdade, será uma medida mais simples de manusear do que estas últimas, se as nossas mãos não procurarem agarrar, mas forem dirigidas por gestos, que respondam à medida, que aqui for preciso tomar. É aquilo que tem lugar numa preensão, que nunca tira por si própria a medida, mas que a toma num recolhimento de um perceber, que é um escutar"[10];

24 - É ao estudar a Anatomia da Mão que nos damos conta de quanto será bem fundada a distinção bergsoniana entre o mecânico e o vivente. Quando se examinam os ossos como o carpo é necessário não perder de vista, que estes também podem assumir a função de sustentar o peso de todo o corpo, como acontece quando nos levantamos de um cadeirão, apoiando-nos nos seus braços, quando o ginasta trabalha nas barras paralelas, podendo ainda servir de alavancas, de eixos, isto é, de rolamentos, a todos os movimentos comandados pelos músculos do braço ou pelos dos dedos.

Os ossos do carpo permitem à mão fletir para a frente, para trás, para os lados, conferindo-lhe a possibilidade de operar movimentos paracirculares, como os que são utilizados no lançamento do dardo ou do disco, no atletismo, em Jogos Olímpicos ou os movimentos de parada militar ou na esgrima e os molinetes do jogo-do-pau.

A mão é a única parte do corpo, que tem capacidade de se pôr em concha sem intervenção de uma pressão alheia, sendo isto que lhe permite transformar-se em perfil ou em mole multiforme.

Estas são as propriedades, que a mão humana possui de se deformar, para desposar uma forma e de se reformar, fechando-

[10] Cf. M. HEIDEGGER, *Essais et Conférences,* Traduc. do alemão por A. Préau, Paris, Gallimard,1958, p.235.

-se sobre si própria, ultrapassando infinitamente o domínio das aplicações técnicas e utilitárias, imediatamente discerníveis no ato da preensão. Uma mão, que agarra, agarra-se, ao mesmo tempo, àquilo que faz, uma mão que toca deve desligar-se daquilo que toca, mas procura, ao mesmo tempo, conservar a sua forma e a sua marca;

25 -Logo, uma mão, que agarra, é uma entidade que se impõe, a mão que toca é uma mão, que se expõe, em todos significados do termo. As mãos abrem-se ao eu e ao outro, significando uma dimensão de pluralidade dos seres. A mão, que faz um gesto, é, ao mesmo tempo, segundo J. Brun, encantatória e taumatúrgica, uma vez que procura suscitar a vinda de um corpo num espaço, traçando-lhe a forma, que propõe uma nova realidade, que está por nascer.[11]

Com efeito, existe um uso e um manuseamento da própria mão pelo homem, que lhe confere uma vocação. M. Heidegger liga *cheir* (mão) a *chré*, querendo dizer *chraó,* que significa: "manipulo, retenho para mim na mão, uso", esclarecendo, pois, usar é pôr qualquer coisa no seu ser, é guardá-lo no seu ser. O verdadeiro uso não é, nem uma pura utilização, nem tão pouco apenas uma necessidade".[12] Na verdade, o uso que o homem faz dos dedos da mão, ultrapassa infinitamente o domínio da Fisiologia e da Anatomia Humana, vai até à "contemplação" (filosofia sobre a mão).

A natureza embriológica, pela Anatomia do Desenvolvimento, deu a cada um dos seus dedos, variados comportamentos, que ultrapassam em muito o seu funcionamento. Diremos que a mão se justifica como órgão do impossível, na medida em que todos os verbos da mão se completam e se desvanecem a partir do momento em que nos permitem penetrar no domínio do "intangível" e, tentam, simultaneamente, fazer ainda recusar o inefável;

---

[11] Cf. J.BRUN, *A Mão e o Espírito,* p. 152.

[12] Cf. M. HEIDEGGER, *Qu'appelle-t-on penser,* Traduç. do alemão por Becker e Granel, Paris, Gallimard, 1959, p. 177.

26 - Considerar o protótipo dos verbos da mão, inflete-se para nos conduzir a preensões do ou pelo não-preensível, a fim de nos fazer tomar o caminho, que conduz do conhecer, ao conhecer a tabuada da multiplicação, ao contar por meio dos dedos da mão, fazendo uma tabuada da Aritmética, tendo a coragem do cálculo, com ambas as mãos, e agarrando-se ao trabalho através delas. Assim, foi e sempre será o *fieri* da mão em todas as áreas da ciência e da tecnologia, mormente nos domínios das ciências da saúde.

A mão, que se faz concha para se informar, é, ao mesmo tempo, uma mão informadora e é, por isso, que o seu uso e, em particular, o de cada um dos seus dedos, ultrapassa os limites da sua função.[13] Assim, terminamos como começámos ao falar sobre a etimologia da "mão", como primeira e última definição.

A "mão" é um dos órgãos mais ricos da natureza, desde a estrutura até às funcionalidades, tal como descrevemos nesta nova forma de fenomenologia da instrumentalidade. A mão é o órgão mais instrumental do nosso corpo. É instrumental e produz instrumentalidades. É, de facto, o órgão da causalidade instrumental.

Cria e recria a mão, constantemente, novos instrumentos e novas atividades. A mão, que toca, não embate, pelo menos na essência. O tocar implica, entretanto, a vontade e o desejo de seguir uma superfície e de desposar uma forma, longe de ser a exteriorização de um antagonismo, que ao tocar ausculta, por assim dizer, um corpo estranho. É, por isso, que a mão, que toca, é uma mão que explora um contorno, tateia uma consistência, roça uma superfície, enlaça um volume, irradia ou aprecia um calor. E faz muitas outras coisas e saberes, sobretudo os poiéticos;

27 -É verdadeira, na medida em que, para que haja um tocar, é verdadeiramente necessário que a mão vá aqui ou ali. É verdadeira, na medida em que não há um tocar somente pela consciência, mas não há um tocar sem uma encarnação, que foi dada

[13] Cf. J. BRUIN, *A Mão e o Espírito*, p.134.

ao ser humano, pela natureza, pela ação das mãos. As mãos são essa eterna e salutar encarnação do *homo faber*.

G.G. Simpson escreveu que " O homem é o único dos organismos criados, que sabe que evolui e como evoluiu e é, ainda, o único ser capaz de dirigir a sua própria evolução. Par ele, a evolução já não é algo que os organismos sofrem passivamente, mas sim algo em que o organismo pode e deve ter um papel ativo"[14].

Na verdade, quer o evolucionista, como comenta J. Brun, fale como iluminado, como sábio, como crente, apresenta-se sempre como aquele, cujo saber vem trazer a mensagem que dá a chave do tempo: do tempo biológico, cosmológico, antropológico e histórico-social. Porém, neste gnosticismo, sem dúvida profético, a "mão" tem um papel de primeiro plano, que devemos aprofundar.

Reencontrá-la-emos no próprio cerne da busca do originário, por um lado, e no centro de todas as especulações sobre o destino do homem, por outro. Tudo isto porque a história da mão é, em definitivo, a da penhora do homem sobre a história; graças à mão, afirma-se, de forma mais ou menos explícita, o homem passou de tempo, que o fez para um tempo, que pode fazer.

Graças à mão, o homem deixou de ser um *homo hominatus* (homem hominado, pelo passado), para se tornar um *homo hominans* (homem hominizante, pelo presente)[15]. Pela nossa crítica pessoal, poderemos acrescentar uma outra dimensão, denominada *homo hominaturus* (o homem futurível, "aquele que está para vir", *quia venturus est*).

Assim, a mão traz consigo uma "parusia". Desta forma se explica que os evolucionismos da "mão", quaisquer que sejam as razões científicas, em que procurem apoiar-se, quaisquer que sejam as nossas posições políticas ou religiosas, que os utilizem e secretamente os animem, encontram-se sempre na saída para os prometeísmos do utensílio e no messianismo do progresso;

---

[14] Cf. G.G.SIMPSON, *L'évolution et sa signification,* Traduç. do francês por A. Ungar-Levillain e F. Bourlière, Paris, Gallimar,1951, p.245.

[15] Cf. J.BRUN, *A Mão e o Espírito*, p.80.

28 - Com efeito, a mão descobre-se num tempo axial. Ao jeito de Paul Ricoeur, o momento axial confere ao tempo do calendário, uma originalidade específica. Trata-se, pois, de um tempo exterior ao tempo do mundo e ao da alma, tal como é o tempo da "mão". Por um lado, todos os acontecimentos são, em princípio, candidatos a tornarem-se momentos axiais e, por outro, qualquer dia do calendário, tanto pode ser passado, presente ou futuro. Eis porque uma determinada data, completa e explicita, não pode considerar-se nem futura, nem passada, se se ignorar a data da enunciação, que a pronuncia. A mão marca datas e define calendários. Por este caracter intermédio, no pensamento ricoeurdiano, o tempo do calendário cosmologiza o tempo vivido e humaniza o tempo cósmico e, assim, consegue reinscrever o tempo das nossas narrativas. O tempo do calendário é, portanto, uma forma de integrar a "alteridade" (dar prioridade ao Outro sobre mim), segundo Lévinas, na "ipseidade" (o Eu e as minhas circunstâncias), segundo o pensamento de Ortega-Gasset.

A mão vive e mantém-se neste tempo axial. É o seu tempo, o tempo instrumental da nossa mão. A mão introduziu na humanidade um tempo novo, o tempo da alteridade. O tempo do dar prioridade ao outro, sobre mim, que vem do "tempo poiético", tendo como durabilidade tudo o que a "mão" faz e refaz. A mão guarda em si as marcas do passado. A forma da mão, dos dedos ou das unhas, já em si, como outros tantos estigmas e assinaturas, as marcas cicatrizadas dos antecedentes de um homem, levam as marcas do tempo. A mão do homem traz, em si, inscrito o peso do mundo e o presente e o futuro. A mão é como uma carta, que incita a decifrar os diferentes itinerários, que o seu possuidor seguiu.

Para J.Brun, a mão é, então, considerada como o terreno, onde se encontram a interioridade do indivíduo e a estrutura ou a história do "cosmos", a mão já não surge, tanto como algo, que prende, mas mais como aquilo que está preso no próprio; é tida por algo que mostra a própria face do tempo, onde o homem e o mundo se revelam e vivem em conjunto.[16] Na verdade, a técnica, com a ajuda e premente labor, tem sido muitas vezes considerada como aplicação de uma ciência, que a teria precedido e que, por consequência, a teria tornado possível com a ventura das mãos;

29 -As filosofias do *homo faber,* pelo contrário, quer sirvam de ponto de partida para um pragmatismo, quer prossigam estudos de Biologia, quer de Geologia Histórica, insistiram na ideia de que a técnica era, antes de mais, um fenómeno de ordem biológica, na medida em que era aquilo, com que o homem conseguira dar ao seu corpo uma força, que se prolongava e se amplificava pelo utensílio e pela máquina.

Naturalmente, pela mão, a técnica teria trazido ao homem uma salvação de ordem vital, dado que o homem, como um "ser vivo", só pôde existir, porque soube, antes de mais, subsistir apesar das forças hostis ou superiores de que se tornou mestre e senhor, como possuidor das coisas e das funcionalidades do Universo. Todavia, um tal ponto de vista, é parcial e deixa afinal de lado a essência profunda e adequada da técnica. Assim, a técnica tem, por orientação, o fim de ultrapassar, pela mão, a diáspora dos seres, sendo, por isto, que se deve considerar, não como uma atividade, que o homem poderia ou deveria subornar a outras, mas como uma vocação, tal como se caracteriza, pelo menos, o homem ocidental. Será, pois, esta razão que terá levado o homem a pôr-se ao serviço da técnica e considere o progresso desta como um avanço a que ele se deve sacrificar de bom grado. Assim, a técnica é feita pela mão do homem.

Logo, a técnica faz do homem um ser "autocriador" e, outras vezes, naquilo que o consagra como um ser "autosalvador", justificando-se teologicamente na seguinte frase neotestamentária: " O Altíssimo não habita no que é feito por mãos humanas" (*Ac*,7,48).[17] Quando muito, segundo a Teologia Ecuménica, ligada à Soteriologia, dirá, que, pelas mãos do homem, este será não só "cocriador", como também "coredentor".

---

[16] Cf. *Ibidem,* p. 91.

[17] Cf. *Ibidem,* pp. 103-105.

Desta feita, pelas suas mãos, o homem prolonga- se num Além, que a ciência e a técnica estão encarregues ao fazer mergulhar na história,[18] uma vez que as confissões religiosas não têm mandato divino para falar da ciência, nem criticá-la, e não possuem mandato para fazer, ora ciência, ora tecnologia. A tecnologia dá um novo sabor à "mão", porque ela será sempre o seu *proprium* (uma segunda essência, que vai mais além do que os acidentes). A mão segue as leis da tecnologia e a tecnologia segue as leis da mão, para o desenvolvimento e progresso da humanidade, criando-se como instrumento de trabalho privilegiado na disponibilização de cuidados de saúde, prestados aos doentes, nas mais diferenciadas especialidades, sejam de Enfermagem, sejam de Medicina. A mão é a grande e mais prestigiada "inovação ontológica" no progresso das ciências da saúde. Segundo a descrição de Jacó Filho: ou apaixonada por mãos, assim como os olhos, as mãos expressam muito sobre o que se passa na alma. As mãos podem ser acolhedoras e carinhosas, podem ser salvadoras, solidárias, as mãos fazem o alimento e curam, mas as mãos também castigam e dão adeus e partem corações. Tudo na vida pode ser usado para o bem e para o mal e tudo, também, tem um prémio ou um preço;

30 - Concluindo, a mão traduz, pela sua produtividade, uma filosofia instrumental e uma filosofia de vida. A mão, nas suas aplicações e nos seus fundamentos, traduz bem o sentido da chamada "filosofia poiética", porque toda a mão é instrumentalidade poiética, para toda e qualquer profissão, de modo especial no domínio das profissões ligadas aos cuidados de saúde. A mão é o mais fiel e mais rico instrumento para todas as realizações humanas, que tem o seu epílogo em todas as formas artísticas. A mão implica muitos sonhos e realidades, fenomenologicamente pensando, para cumprir. E todos estes vão sendo vividos e realizados pelos sentidos e pela ação da mão, porque toda esta se comporta como uma "axiologia". Pelo seu valor, a "mão" transmite ser e vida às coisas e aos seres.

---

[18] Cf. *Ibidem,* p. 111.

BIBLIOGRAFIA

(1) LÉVINAS, E., *Totalité et Infini,* De Hagen, Nijhoff, 1961.

(2) __________, *En découvrant l'existence avec Husserl et Heidegger,* Paris, Vrin, 1974.

(3) __________, *Autrement qu'être ou au-delà de l'essence,* De Hagen, Nijhoff, 1974.

(4) __________, *Du sacré au saint,* Paris, Minuit, 1977.

(5) __________, Éthique et Infini, Paris, Fayard, 1982.

(6) __________, *De l'Existence à l'Existant,* Paris, Vrin, 1984.

(7) __________, *Humanisme de l'autre Homme,* Paris, L. G. F., 1987.

(8) __________, *Entre nous: essais sur le pensé à l'autre,* Paris, Grasset, 1991.

(9) __________, *Transcendência e Inteligibilidade,* Traduç. do francês, Lisboa, Edições 70, 1991.

(10) LOPES NUNES, E.P., *O Outro e o Rosto, Problemas da Alteridade em Emmanuel Levinas,* Braga, Publicações da Faculdade de Filosofia, UCP, 1993.

(11) GALENO, C., *Del Uso de las Partes* (*De partium usu*), Introducción, traducción y notas de Mercedes Lopéz Salvá, Madrid, Gredos, 2010.

(12) BRUN, J., *La main et l'esprit,* Paris, Presses Universitaire de France, 1963.

(13) MONDIN, B., *L'uomo chi è? Elementi di antropologia filosófica,* Milano, Massimo, 1977.

(14) LÉVINAS, E., *De Dieu qui vient à l'idée,* Paris, Vrin, 1982.

(15) AQUINO, S. TOMÁS, *Princípios da Natureza,* nº 12, Traduç. e comentários de Ramiro Délio Borges de Meneses, Porto, Porto Editora, 2001.

(16) BRITO, J. H. S., *De Atenas a Jerusalém, A subjectividade passiva em Lévinas,* Lisboa, Universidade Católica Editora, 2002.

(17) CARREIRA DAS NEVES, J., *Jesus Cristo: História e Fé,* Braga, Franciscana, 1989.

(18) ___, *Evangelhos Sinópticos,* Lisboa, Universidade Católica Editora, 2002.

(19) CARREZ, M. *et al., Nouveau Testament, interlinéaire grec/français,* Paris, Alliance Biblique Universelle, 1992.

(20) COGNAC, M., *Les Symboles Bibliques, lexique théologique,* Paris, Cerf, 1993.

(21) CONZELMANN, H., *Die Mitte der Zeit, Studien zur Theologie des Lukas,* Tübingen, Mohr, 1964.
(22) COSTA, M. L., *Lévinas: uma introdução,* Petrópolis, Vozes, 2000.
(23) COUTO, A., *Como uma Dádiva, caminhos de Antropologia Bíblica,* Lisboa, Universidade Católica Editora, 2002.
(24) TAVARES DE SOUSA, A., *Curso de História da Medicina,* 2ª edição revista, Lisboa, Fundação Calouste Gulbenkian, 1996.
(25) VILA-CHÃ, S.J., J.J.“ A Religião e a dinâmica da sua Manifestação: a Oração como tema da Fenomenologia”, in: *Proceedings of Philosophy of Religion WCP*, 45, (2008), 429 - 476.
(26) MOORE, G.E,, *Principia Ethica,* Traduç. do inglês, 2ª edição revista, Lisboa, Fundação Calouste Gulbenkian, 1999.
(27) BRUN, J., *A Mão e o Espírito,* Traduç. do francês por Mário Almeida Matos, Lisboa, Edições 70, 1991.
(28) DE CHARDEN, P.T., *Le phénomène humain,* Paris, Seuil, 1955.
(29) SARTRE, J.P.,*L`Être et le Néant,* Paris, Gallimard, 1943.
(30) ERNOUT, A.; MEILLET, A., *Dictionnaire Étymologique de la Langue Latine, Histoire des Mots,* Paris, Klincksieck, 1932.
(31) AA. VV. , *Neue Jerusalemer Bibel,* Einheitsuebersetzung auf Deutsche Sprache, Freiburg, Herder, 1985.
(32) KANT, I., *Fundamentação da Metafísica dos Costumes,* Traduç. do alemão por Paulo Quintela, Porto, Porto Editora, 1995.
(33) HEIDEGGER, M., *Essais et Conférences,* Traduç. do francês por A. Préau, Paris, Gallimard,1958.
(34) ------------------------, *Qu'appelle-t-on penser,* Traduç. do francês de Becker e Granel, Paris, Gallimard, 1959.
(35) PLATÃO, *Timeu,* Traduç. de Maria José Figueiredo, Lisboa, Instituto Piaget, 2003.
(36) AA. VV., *Signos y Parabolas: semiotica y texto evangelico,* Traduç. do francês, Madrid, Cristiandad, 1979.
(37) ________, *A Leitura da Bíblia na Educação Cristã,* Lisboa, Secretariado Nacional da Educação Cristã, 1996.
(38) ________, *Bíblia Sagrada,* Lisboa, Difusora Bíblica, 2003.
(39) ADRENS, F., *Asia Menor en Tiempos de Pablo, Lucas y Jesus,* Traduç. do francês, Córdoba, Almendro, 1995.
(40) ALAND, K. *et al., The Greek New Testament,* Stuttgart, Deutsche Bibelgesellschaft, 1994.
(41) ____________________, *Novum Testamentum Graece et Latine,* Stuttgart, Deutsche Bibelgesellschaft, 1994.
(42) ALBRIGHT, W. F., *L'Arquéologie de la Palestine,* Traduç. do alemão, Paris, Cerf, 1955.

(43) ANDRASZ, J.; SOPOCKO, M., *A Misericórdia de Deus : a única esperança da humanidade,* Traduç. do inglês, Porto, Figueirinhas, 1953.

(44) ARISTOTELES, *Ética Nicomaquea,* Traduç. do grego, Madrid, Gredos, 2000.

(45) BAILEY, K. E., *Through Peasant Eyes,* Eerdman, Grand Rapids, 1980.

(46) BALADO, J. L. G., *Madre Teresa do mundo inteiro,* Traduç. do espanhol, S. Paulo, Paulus, 1999.

(47) BARRETT, C. K., *Die Umwelt des Neuen Testament,* Tűbingen, Mohr Verlag, 1959.

(48) BARTON, J., *The Biblical World, II,* London, Routledge, 2002.

(49) BECKERT, C., *Subjectividade e Diacronia no pensamento de E. Lévinas,* Lisboa, Centro de Filosofia da Universidade de Lisboa, 1998.

(50) BERDER, M. *et al., A Parábola do Filho Pródigo (Lc. 15, 11-32),* Traduç. do francês, Lisboa, Difusora Bíblica, 2000.

(51) BERMEJO, J. C., *El cristiano y la enfermedad,* Barcelona, Centro da Pastoral Litúrgica, 2000.

(52) BERNASCONI, R.; CRITCHLEY, S. (edit.), *Re-reading Lévinas,* Bloomington, Indiana University Press, 1991.

(53) BOFF, L., *Princípio de Compaixão e Cuidado,* Petrópolis, Vozes, 2001.

(54) BORNKAMM, G., *Qui est Jésus de Nazareth?,* Traduç. do alemão, Paris, Seuil, 1973.

(55) ______________, *Estudios sobre el Nuevo Testamento,* Traduç. do alemão, Salamanca, Sígueme, 1985.

(56) BOVON, F., *El Evangelio según San Lucas, II,* Traduç. do francês, Salamanca, Sígueme, 2002.

(57) HEIDEGGER, M. *Ser e Tempo,* I, 15ª edição, Traduç. brasileira do alemão por Marcia Sá Cavalcante Schuback, Petropólis, Vozes, 2005.

(58) STRUCHNER, C.D.,"Fenomenologia: de volta ao mundo da vida", in: *Revista da Abordagem Gestáltica,*v.13, nº2 (2007), pp. 1-10.

(59) FUSCO, V., *Oltre la Parabola, introduzione alle parabole di Gesù,* Roma, Borla, 2000.

(60) GADAMER, H.-G., *O Mistério da Saúde,* Traduç. do alemão, Lisboa, Edições 70, 1993.

(61) ·GALOT, J., *Dieu souffre-t-il?,* Paris, Cerf, 1976.

(62) GAMEIRO, M. H., *O Sofrimento na Doença,* Coimbra, Quarteto, s/d.

(63) GEORGE, A., *Études sur l'œuvre de Luc,* Paris, Gabala, 1978.

(64) GOULDWHITE, E., *Parabolas de Jesus,* Traduç. brasileira, S. Paulo, Casa Publicadora Brasileira, 1980.

(65) GREEN, J. B., *The Gospel of Luke*, Cambridge, Eerdmann Publishing Company, 1987.
(67) GUERRA, F., *Historia de la Medicina,* V, Madrid, Norma, 1989.
(68) GUTZWILLER, R., *Meditazione su Luca,* Traduç. do alemão, Roma, Paoline, 1982.
(69) HARNISCH, W., *Las Parábolas de Jesús,* Traduç. do alemão, Salamanca, Sígueme, 1989.
(70) HARRINGTON, W. J., *El Evangelio según San Lucas, comentario,* Traduç. do inglês, Madrid, Studium, 1985.
(71) HERMANU, M., *La Parabole Evangélique, enquête exégetique et crítique,* Paris, Desclée de Brouwer, 1947.
(72) HESCHEL, A., *Chi è l'uomo,* Traduç. do alemão, Roma, Borla, 1976.
(73) HOOKER, M. D., "Interchange and suffering", in: *Suffering and martyrium in the New Testament,* Cambridge, University Press, 1981.
(74) HULTGREN, A. J., *The Parables of Jesus, A Commentary,* Cambridge, Eerdmann Publishing, 2000.
(75) INGARDEN, R., *Űber die Verantwortung,* Stuttgart, Kohlhammer, 1970.
(76) JEREMIAS, J., *Jerusalem zur Zeit Jesu, Kulturgeschichtliche Untersuchung zur neutestamentlichen Zeitgeschichte,* I, Leipzig, Pfeiffer, 1923.
(77) ____________, *Les Paroles de Jésus, Le Sermon sur la Montagne,* Traduç. do alemão, Paris, Cerf, 1963.
(78) ____________, *Jérusalem au temps de Jésus,* Traduç. do alemão, Paris, Cerf, 1967.
(79) ____________, *Théologie du Nouveau Testament,* Traduç. do alemão, Paris, Cerf, 1973.
(80) ____________, *Las parábolas de Jesús,* Traduç. do alemão, Estella, Verbo Divino, 2012.
(81) JOÃO PAULO II, *Dives in Misericordia,* Traduç. do latim, Lisboa, Paulinas, 1999.
(82) RENAUD, I., "O coração e a razão no acompanhamento dos doentes terminais", in: *Cadernos de Bioética,* 29 (2002), 21-28.
(83) RODENBERG, O., "Vom Schmerz Gottes. Ein Beitrag zur biblischen Anthropomorphie Gottes", in: *Theologischer Beitrag,* 18 (1987), 174-193.
(84) RODRIGUES DE LA SERNA, A., "Los nombres del dolor", in: *Dolor,* 16 (2001), 162-164.
(85) RŐMPP, G., "Verantwortung als obsession?", in: *Theologie und Philosophie,* 74 (1999), 527-544.

(86) SALET, G., "Amour de Dieu, charité fraternelle", in: *Nouvelle Revue Théologique,* 77 (1955), 8-13.
(87) SANTOS, M. S., "O livro de Jó e o problema do sofrimento humano", in: *Revista de Cultura Bíblica,* 104 (2002), 12-30.
(88) SCHRENK, G., "Jereus", in: KITTEL, G., *Theologisches Wőrterbuch zum Neuen Testament,* II, Stuttgart, Kohlhammer, 1953, 261-263.
(89) SCHULTZ, H. *et al.,* "Jerusalem", in: *Theologisches Begrieffslexikon zum Neuen Testament,* II, Wuppertal, R. Brochhaus, 1997.
(90) SIMON, R., "Vers une nouvelle approche de la responsabilité", in: *Église et Théologie,* 26 (1995), 11-29.
(91) SOARES, M. C., "Emmanuel Lévinas e a obsessão do Outro", in: *Didaskalia,* 30 (2000), 168-194.
(92) SOVERNIGO, G., "Prospettiva psicologica e teologica a confronto da fronte al dolore/sofferenza", in: *Studia Patavina,* 45 (1998), 101-120.
(93) STOCK, K., "Der Weg der Freude", in: *Geist und Leben,* 51 (1989), 360-373.
(94) TAVARES, A., "Medicina e Médicos no Antigo Egipto e na Mesopotâmia", in: *Brotéria,* 126 (1988), 169-181.
(95) TODISCO, O., "L'Io e l'altro secondo G. Duns Scoto e E. Lévinas", in: *Antonianum,* 71 (1996), 265-302.
(96) TUDELA, J. A., "El Exceso del Bien: subjetividad y significación ética en E. Lévinas", in: *Escritos del Verdat,* 12 (1982), 57-96.
(97) VAN CALSTER, S., "La misericordia como principio pastoral-pedagógico", in: *Communio,* 15 (1993), 437-447.
(98) RIDS-CHAMPS, J., *O Evangelho de Lucas, o êxodo do homem livre,* S. Paulo, Paulus, 1995.
(99) ROCCHETTA, C., *Teología de la Ternura, un evangelio por descubrir,* Salamanca, Secretariado Trinitário, 2001.
(100) SABOURIN, L., *El Evangelio de Lucas, Clássicos de la Ciencia Bíblica,* V, Traduç. do francês, Valencia, EDICEP, 2000.
(101) SALAZAR, G. L., *El Seguimiento de Jesús, según la tradición del Rico,* Estella, Verbo Divino, 1996.
(102) SANDHERR, S., *Die heimliche Geburt des Subjekts,* Stuttgart. Kohlhammer, 1998.
(103) SARMIENTO, A., *El Don de la Vida, documentos del Magistério de la Iglesia sobre Bioética,* Madrid, B. A. C., 1996.
(104) SCHAPER, J., *Priester und Leviten in achämenidischen Juda,* Tűbingen, Mohr, 2000.
(105) SCHELENZ, H., *Geschichte der Pharmazie,* Berlin, Springer, 1904.
(106) SCHMID, J., *Das Evangelium nach Lukas,* Regensburg, Pustet, 1955.

__________, *L'Evangelo secondo Luca,* Traduç. do alemão, Brescia, Morcelliana, 1965.
(107) SCHUERMANN, H., *Traditions und geschichtliche Untersungen zu den synoptischen Evangelien,* Dűsseldorf, Patmos, 1968.
(108) __________________, *Il vangelo di Luca, Comentário Teológico del Nuovo Testamento,* II, primeiro tomo, Traduç. do alemão, Brescia, Paideia, 1994.
(109) SCHWEIZER, E., *Il Vangelo secondo Marco,* Traduç. do alemão, Brescia, Paideia, 1971.
(110) SEGALLA, G., *Panoramas del Nuevo Testamento,* Trad. do italiano, Estella, Verbo Divino, 1994.
(111) SIERE, J. L., *El Cuadrante, II, El mundo de Jesús,* Estella, Verbo Divino, 1997.
(112) SPICQ, C., *Agápe dans le Nouveaux Testament, analyse des textes,* I, Traduç. do alemão, Paris, Licoffre, 1996.
(113) STIEWE, M. ; VOUGA, F., *Le Sermon sur la Montagne,* Genève, Labor et Fides, 2002.
(114) STOEGER, A., *L'Évangile selon Saint Luc,* Trad. do alemão, II, IV, Paris, Desclée, 1968.
(115) STRACK, H. L.; BILLERBECK, P., *Das Evangelium nach Markus, Lukas und Johannes und die Apostelgeschichte,* Műnchen, Becksche, 1924.
(116) ________________________________, *Kommentar zum Neuen Testament, aus Talmud und Midrasch,* II, Műnchen, Becksche, 1924.
(117) STRACK, H. L.; STEMBERG, G., *Introducción a la Literatura Talmúdica y Midrásica,* Trad. do alemão, Valencia, Artes Gráficas, 1988.
(118) TARRECH, A., *Perdó i Reconciliació en la Tradició Jueva,* Montserrat, Associació Bíblica de Catalunya, 2002.
(119) TEIXEIRA, J. A. P., *Sofro, logo existo,* Lisboa, Multinova, 2002.
(120) TETTAMANZI, D., *Bioética, defendere la frontière della vita,* Roma, Piemme, 1997.
(121) SIMPSON,G.G., *L'évolution et sa signification,* Traduç. do francês, de A. Ungar-Levillain e F. Bourlière, Paris, Presses Universitaire de France, 1951.
(122) RICOEUR, P., *Temps et récit,* Tome I, Paris, Seuil, 1983.
(123) ___________, *Soi-même comme un autre,* Paris, Seuil, 1990.
(124) BORGES DE MENESES, R.D., *O Desvalido no Caminho (Lc 10,25-37): O Bom Samaritano como paradigma da humanização em saúde,* Santa Maria da Feira, Passionistas, 2008.
(125) G. NOUVEAU,G. "Les mains", in: *Poésies d'Humilis,* Paris, 1924.

(126) ANDRADE E., "Sobre o tema Mãos; Provérbios sobre o tema Mãos", in: *Até Amanhã,* 19 Jan 1923 // 13 Jun 2005 ; 14 Textos 30 Poemas 38, texto "online", consultado, pelo Google, a 25/08/2018.
(127) CRAIGIE, P. C., *The Book of Deuteronomy,* Michigan, Eerdman Publishing, 1976.
(128) CRŰSEMANN, F., *The Torah, theology and social history of Old Testament Law,* Edinburgh, Clark, 1996.
(129) DE VAUX, R., *Instituciones del Antiguo Testamento,* Traduç. do francês, Barcelona, Herder, 1992.
(130) DELORME, J., *Au risque de la parole, lire les évangiles,* Paris, Seuil, 1991.
(131) DI SANTE, C., *Il Padre Nostro, l'esperienza di Dio nella tradizione ebraico-cristiana,* Assisi, Cittadella, 1995.
(132) _____________, *Responsabilità, l'Io – per – L'Altro,* Roma, Lavoro, 1996.
(133) DOD, Ch., *Les Paraboles du Royaume de Dieu,* Traduç. do inglês, Paris, Seuil. 1977.
(134) DONNER, H., *Historia de Israel e dos povos vizinhos,* Traduç.do alemão, Petrópolis, Vozes, 2000.
(135) DONSHUE, J. R., *El Evangelio como parábola,* Traduç. do inglês, Bilbao, Mensajero, 1997.
(136) DOMMERSCHAUSEN, W., *Die Umwelt Jesu, Politik und Kultur in neutestamentlicher Zeit,* Freiburg, Herder, 1977.
(137) DONAHUE, J. R., *El Evangelio como parábola,* Traduç. do inglês, Bilbao, Mensajero, 1997.
(138) DU BUIT, M., *Géographie de la Terre Sainte,* I, Paris, Cerf, 1958.
(139) DUMAIS, M., *Le Sermon sur la Montagne,* Quebec, Letouzley et Ané, 1995.
(140) DUPONT, J., *Pourquoi des paraboles? Le méthode parabolique de Jésus,* Paris, Cerf, 1977.
(141) ___________, *Le Beatitudini, gli evangelisti,* Traduç.do francês, Roma, Paoline, 1977.
(142) DUQUOC, Ch., *L'unico Cristo, la sinfonia differita,* Traduç.do francês, Brescia, Queriniana, 2003.
(143) EBELING, G., *Wort und Glaube,* II, Tübingen, Mohr, 1969.
(144) MONTAIGNE, *Essais,* Livro II, Texto estabelecido e anotado por A. Thibaudet, Paris, Gallimard,1933.
(145) MARTINS LEÃO, F.; BORGES DE MENESES, R.D., " Infeções Nosocomiais: da epidemiologia à bioética", in: *Revista de Bioética Latino-americana,* 18, (2016), pp. 123-144.
(146) ROUVIÈRE,H., *Anatomie Humaine – Descriptive et Topographique,* Tome III, Paris, Masson, 1970.

(147) DRAKE, R.L.; WAYNE VOGL, A.; A.W. MITCHELL, *Anatomia Humana para estudantes,* S.Paulo, Elsevier, 2010.
(148) FRICK, H.; LEONHARDT, L.; STARCK,D., *Human Anatomy-I,* Stuttgart, Georg Thieme, 1991.
(149) ANTÓNIO VIEIRA, PADRE, S.J., *Sermões,* Reprodução Facsimilada da edição de 1748, S. Paulo, Editora Anchieta, Volumes VIII, XVI e XVI, 1944; 1945.
(150) ALEGRE, M. " As mãos", in: *Obra Poética,* 2ª edição, Lisboa, Dom Quixote, 2000.
(151) ESPANCA, Florbela, *Charneca em Flor, Charneca em Flor,* NEAD, Unama, Pará, s/d.
(152) KIRK, G.S.;RAVEN, J.E., *The Presocratic Philosophers,* Cambridge, At the University Press, 1969.

Finito di stampare nel mese di novembre 2018

Made in the USA
Monee, IL
04 November 2026

67383100R10075